Gesundheit für jeden Geldbeutel

natürlich, nachhaltig, bezahlbar

Annette Kerckhoff, Katrin Wefelmeier

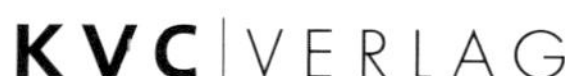

KVC Verlag
Natur und Medizin e. V.
Am Deimelsberg 36, 45276 Essen
Tel.: (0201) 56305 70
Fax: (0201) 56305 60
www.kvc-verlag.de

Kerckhoff, Annette; Wefelmeier, Katrin
Gesundheit für jeden Geldbeutel – natürlich, nachhaltig, bezahlbar

Wichtiger Hinweis: Für Angaben über Dosierungsanweisungen und Applikationsformen kann vom Verlag keine Gewähr übernommen werden. Jede Dosierung oder Applikation erfolgt auf eigene Gefahr des Benutzers.

ISBN 978-3-96562-075-9

Gestaltung: eye-d Designbüro, Essen
Druck: Rudolf Glaudo GmbH & Co. KG, Wuppertal

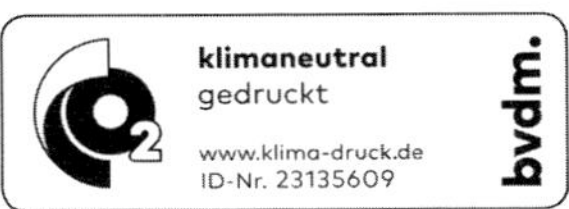

Inhalt

Was kostet Gesundheit?

Die Deutschen sind bereit, viel Geld für Gesundheit und Wohlbefinden auszugeben: für Sport- und Fitnessstudios, Wellnesswochenenden, Vitaminpillen und Arzneimittel. Dabei müssen Gesundheit und Wohlbefinden gar nicht kostspielig sein. Selbst mit einem schmalen Geldbeutel kann man immer etwas für die eigene Gesundheit tun und auch im Krankheitsfall aktiv werden. Es ist auch gar nicht unbedingt erforderlich, viel Aufwand zu betreiben – oft sind es kleine Gewohnheiten, die die Gesundheit fördern, simple Tipps und raffinierte Kniffe, die dabei helfen, den Alltag gesund zu gestalten.

Mit unseren Tipps zu einer bezahlbaren Gesundheit bieten wir Hinweise, Anregungen und Informationen rund um Maßnahmen, die wenig kosten. Was man dafür braucht, ist vor allem eines, nämlich das erforderliche Wissen!

Mit unseren einfachen Tipps für ein gesundes Leben wenden wir uns an Menschen, die jeden Monat mit wenig Geld auskommen, aber auch an diejenigen, die mit steigenden Lebenshaltungskosten, Energie- und Nahrungsmittelpreisen kämpfen und vorsichtiger mit dem Geldausgeben sind. Gleichzeitig sind unsere Ratschläge auch nachhaltig und umweltschonend. Denn mit diesen Tipps tragen Sie dazu bei, Verschwendung zu reduzieren und Ressourcen zu schonen – ein wichtiger Nebeneffekt!

Wir stellen Ihnen in diesem Buch fünf Themen einer guten Lebensweise vor, die zu Wohlbefinden und Gesundheit beitragen: Bewegung, Ernährung, Umgang mit Stress, soziale Kontakte und Spiritualität.

Am Ende des Buches finden Sie ein kleines Wellness-Kapitel mit ein paar einfachen Tipps für ein schönes, kraftspendendes Wochenende!

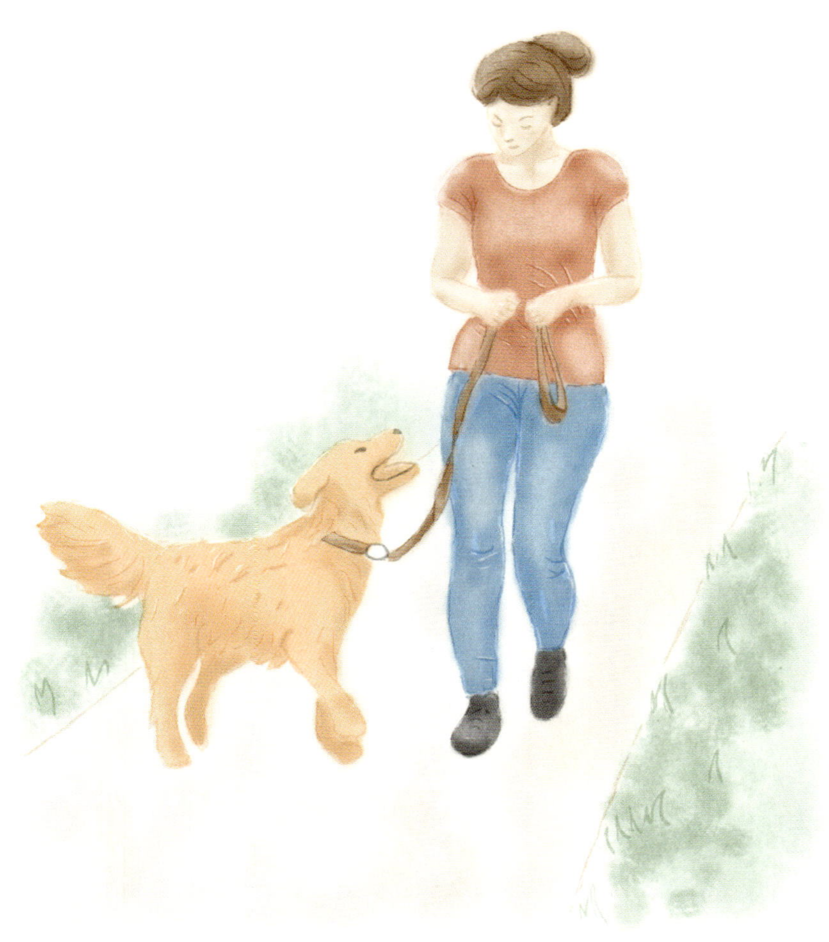

„Sitzen ist das neue Rauchen" – Körperhaltung, Bewegung und Fitness

Eine gesunde Lebensweise beginnt mit Bewegung, denn es steht außer Frage, dass Sport und Fitnesstraining gut für das Wohlbefinden sind, Kraft und Ausdauer verbessern. Im Alltag sollten wir immer wieder kurze Einheiten von Fitnesstraining einbauen, uns aber vor allem ausreichend bewegen. Bewegungsarmut, das viele Sitzen, auch im Auto, ist heute eines der größten Gesundheitsprobleme. Man sagt sogar: „Sitzen ist das neue Rauchen."

Eine gute Körperhaltung

Fangen wir mit etwas ganz Einfachem an: der guten Haltung. Eine gute Körperhaltung beugt Rückenschmerzen vor, aber auch die inneren Organe arbeiten besser. Ein günstiger Nebeneffekt: Nach außen wirkt man dann sehr viel selbstbewusster und sicherer.

Stehen Sie aufrecht und stellen Sie sich vor, Ihre Füße haben Wurzeln, die in den Boden reichen und Ihnen zu einem festen Stand verhelfen, und oben am Kopf ist ein Gummiband befestigt, das Sie sanft in die Höhe zieht. Allein schon diese Vorstellung verhilft zu einer besseren Haltung.

Die Haltung kontrollieren

Oft glauben wir, wir stehen gerade, in Wahrheit halten wir uns aber etwas schief. Man kann das sehr einfach kontrollieren: Stellen Sie sich eine Linie vor, die von dem gedachten Gummiband auf der Mitte des Kopfes über den Punkt zwischen den Augenbrauen, dem Mund, dem Bauchnabel bis zum Schambein reicht. Von der Seite gesehen ist eine gerade Linie zwischen Ohr, Schulter, Hüfte, Becken und Fußknöchel optimal. Übrigens: Man kann, um sich bei dieser Übung leichter zu kontrollieren, für einige Zeit einen senkrechten Strich auf einen Ganzkörperspiegel malen, zum Beispiel mit einem alten Kajalstift. Nun lässt sich sehr gut überprüfen, ob man gerade steht und keine Fehlstellung einnimmt.

Die Schultern fallen gerne nach vorn. Das verursacht auf Dauer Rückenschmerzen. Genauso schlecht ist es, wenn die Nackenmuskulatur durch hochgezogene Schultern verspannt ist. Häufig nehmen wir diese Haltung ein, ohne es zu merken – bei großer Anspannung, aber auch am Schreibtisch oder im Auto bei einem Stau. Versuchen Sie daher immer wieder, im Tageslauf **auf Ihre Schultern zu achten** und sie zu lockern: Dafür die Schultern bewusst nach oben heben und dann nach hinten und unten fallen lassen, gleichzeitig die Handflächen nach vorn drehen, um den Oberkörper etwas besser aufzudehnen. Noch intensiver wirkt folgende Übung: Schultern möglichst weit hochziehen – bis acht zählen und halten – fallen lassen – bis acht zählen und halten. Die Übung mehrmals wiederholen. Gut lässt sich diese Übung mit der Atmung verbinden: beim Einatmen Schultern heben, beim Ausatmen Schultern senken.

Legen Sie **beim Gehen einen Gegenstand auf den Kopf**. Der Gang wird dadurch viel anmutiger und schöner. Perfekt dafür geeignet ist ein dickes Buch mit festem Einband. Versuchen Sie, mit dem Buch auf dem Kopf einige Schritte zu gehen. Wenn das gut klappt, dann machen Sie größere Schritte oder gehen etwas schneller. Übrigens: In Afrika oder Indien laufen Frauen kilometerweit mit Gefäßen, Töpfen oder Paketen auf dem Kopf. Beeindruckend!

Von Frühsport bis Gassigehen

Jeden Tag eine Bewegungseinheit

Am besten fängt man den Tag schon mit einer kleinen Bewegungseinheit an und beendet ihn mit einem Spaziergang.

Für diejenigen, die Lust auf **Frühsport** haben, bietet sich eine Abfolge von Übungen an, die man direkt nach dem Aufstehen, am besten bei geöffnetem Fenster, machen kann:

- Den gesamten Körper dehnen und strecken.
- Den Kopf und anschließend auch die Schultern kreisen lassen.
- Auf der Stelle treten und hüpfen.
- Ein paar Kniebeugen machen.
- Den Oberkörper nach vorn fallen lassen und dann Wirbel für Wirbel wieder aufrichten.
- Zum Abschluss mit geschlossenen Augen zehn tiefe Atemzüge machen.

Fahrradfahren im Alltag schont den Geldbeutel, denn man kann sich Tickets für öffentliche Verkehrsmittel und Autofahrten sparen. Es muss auch kein teures Fahrrad sein, man kann sie manchmal sogar kostenlos bekommen. Es gibt z. B. Einrichtungen, die Fahrräder an Bedürftige abgeben: Die Initiative „Fahrradleichen" aus Berlin holt alte Fahrräder ab und arbeitet sie auf, um sie dann sozialen Einrichtungen zu spenden. Vielleicht gibt es auch in Ihrem Wohnort eine ähnliche Initiative. In vielen Städten geben auch Kirchen oder soziale Einrichtungen wie die Diakonie Fahrräder kostenlos ab. Und bei eBay-Kleinanzeigen gibt es auch immer wieder Fahrräder, die verschenkt oder günstig abgegeben werden. Vielleicht haben Sie ja Glück.

Hundebesitzer haben den Nichthundebesitzern eines voraus: Sie gehen bei jedem Wetter an die Luft. **„Gassigehen"** können Sie auch ohne Hund, und in Sachen Bewegung gilt auch ganz allgemein:

Versuchen Sie, jeden Tag mindestens einmal an die frische Luft zu kommen. Bei Tageslicht, möglichst um die Mittagszeit, ist der Spaziergang am sinnvollsten, weil das Sonnenlicht auch noch dem Knochenstoffwechsel zugutekommt. Studien zeigen, dass Menschen – wenn sie z. B. in der Mittagspause zehn Minuten für einen kurzen Spaziergang abzweigen – nachmittags viel fitter sind. Ein **Abendspaziergang** ist ein kleines Ritual, das den Schlaf verbessert. Wenn Sie sich mit jemandem verabreden, können Sie den Tag Revue passieren lassen und haben ein gutes Mittel gegen den inneren Schweinehund.

Mit einem **Schrittzähler** lässt sich überprüfen, wie viele Schritte man täglich geht. Es gibt teure Fitnesstracker, aber auch kostenlose Apps für das Handy. Manchmal werden öffentliche Aktionen in Gemeinden angeboten, bei denen für einen guten Zweck „Schritte gezählt werden" und man anschließend die Schrittzähler behalten darf. Versuchen Sie, am Tag 5000–7000 Schritte zu gehen.

Jede Woche walken

Es empfiehlt sich, 1–3 Mal pro Woche eine ausgiebigere Bewegungseinheit zu absolvieren. Hier bietet sich das Walking oder Nordic Walking an.

Walken ist schnelles Gehen. Es ist nicht so anstrengend wie Joggen – und die Gelenke werden durch den ständigen Bodenkontakt geschont. Beim **Nordic Walking** wird der Oberkörper zusätzlich trainiert. Allerdings brauchen Sie dazu Stöcke, die Ihrer Körpergröße angepasst sein sollten. Evtl. können Sie sie auch gebraucht kaufen. Die geeignete Länge der Nordic Walking-Stöcke ist etwa

Körperhöhe [cm] x 0,7, d. h., bei einer Körperhöhe von 166–173 cm brauchen Sie Stöcke von etwa 112 cm Länge.

Der gute alte **Trimm-Dich-Pfad** bringt etwas Abwechslung ins Walken oder Joggen. Oft heißt er heute „Vita Parcours" oder „Fitness Parcours". Trimm-Dich-Pfade sind meist 2–4 Kilometer lang, alle 200–300 Meter ist ein Sportgerät platziert, mit einer Tafel zur Anleitung. Über www.trimm-dich-pfad.com/standorte kann man einen Trimm-Dich-Pfad oder andere Outdoor-Sportanlagen in der Nähe finden.

Waldbaden

Egal, ob Gassigehen, Walking oder Fitnessparcours: Im Wald ist Bewegung noch einmal gesünder, das ist sogar wissenschaftlich erforscht: Untersuchungen bestätigen die positiven Auswirkungen von „Waldbaden", also Bewegung im Wald, auf Immunsystem, Herz und Psyche. Dabei ist es vor allem die Luft im Wald, die unserem Körper guttut. Mit jedem Atemzug werden unsere Lungen mit purer Medizin gefüllt, denn in der Atmosphäre des Waldes befindet sich eine erhöhte Konzentration an sogenannten Terpenen, das sind Wirkstoffe, die Pflanzen zum Schutz vor Schädlingen und Krankheitserregern bilden und die wir uns auch zu Nutze machen können. Außerdem produziert der Körper bei Spaziergängen in der Natur vermehrt das Hormon DHEA (Dehydroepiandrosteron), ein Antistresshormon. Wir entspannen uns also merklich und werden stressresistenter. Die Geräusche und Gerüche im Wald aktivieren in unserem Nervensystem den Ruhepol, den sogenannten Parasympathikus. Die Stresshormone werden zurückgefahren, der Blutdruck sinkt. Genießen Sie also jeden Waldaufenthalt in vollen Zügen und nehmen die Waldluft ganz bewusst in sich auf.

Tanzen und Sport im Park

Tanzen macht Spaß! Ganz kostenlos kann man auf Umsonst-Festivals tanzen. In manchen Städten werden Tanzabende ohne Eintritt angeboten, man muss nur googeln. In Berlin gibt es die Seite www.berlin-umsonst.de mit der Rubrik OpenAir-tanzen, das Gleiche bietet z. B. auch Hamburg an: www.hamburg.de/kostenlos. In anderen Regionen ist es nicht anders. Oft bieten Tanzschulen Tage mit freien Kursen und freiem Eintritt an. Oder sie laden zum Tanzen im Park ein, ganz nach dem Motto „Komm einfach vorbei und mach mit!" Für zuhause gibt es zahlreiche online-Tutorials für die unterschiedlichsten Tanzstile (z. B. www.die-mobile-tanzschule.de).

In manchen Parks werden kostenlos Gymnastik, Fitnesstraining, Yoga, Qi Gong angeboten. Solche Angebote heißen z. B. **„umsonst und draußen"** oder **„Sport im Park"**. Man kann sie einfach googeln!

Die fünf Klassiker unter den Fitnessübungen

Heute spricht man bei Kraft- und Fitnessübungen, die man ohne Hilfsmittel nur mit dem eigenen Körpergewicht ausübt, von **Bodyweight-Training**. Gemeint sind altbekannte Übungen wie Kniebeugen, Klimmzüge, Liegestütze und ähnliche. Bewegung ist wichtig für Gesundheit und Wohlbefinden, und Fitnessübungen ergänzen dies durch eine Art Kardio- oder Kreislauftraining. Wenn Sie also Herz und Kreislauf fit halten wollen, können Sie regelmäßig die folgenden Übungen machen. Vielleicht schaffen Sie pro Übung 10 Wiederholungen?

Achtung! Bitte achten Sie auf Ihre persönliche Leistungsfähigkeit und überschätzen Sie Ihre Kraft und Beweglichkeit nicht! Es gibt auch gute Anleitungsvideos auf YouTube für zuhause, an denen Sie sich orientieren können.

Kniebeuge

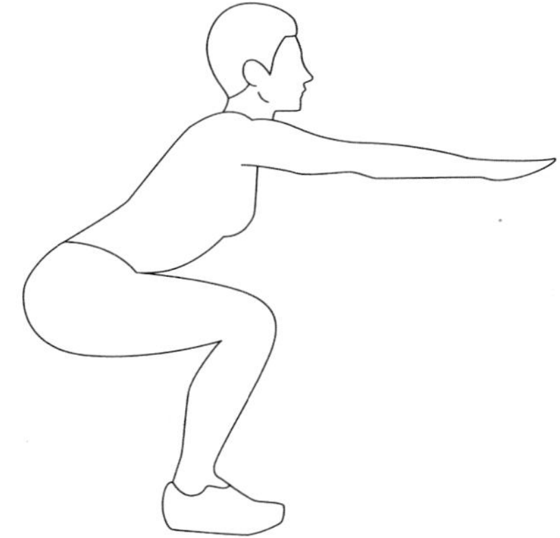

Stellen Sie sich aufrecht hin, die Füße etwa schulterbreit auseinander, Knie und Zehenspitzen zeigen in die gleiche Richtung und leicht nach außen. Die Arme werden üblicherweise nach vorn gestreckt, können aber auch hängen gelassen oder in die Hüften gestützt werden. Körper anspannen, Rücken gerade halten, langsam die Knie beugen, bis die Oberschenkel parallel zum Boden sind. Dabei sollte man immer noch die Zehenspitzen sehen können. Kurz halten, dann Druck auf die Fersen geben und wieder hoch in die Ausgangsposition drücken!

Kniebeugen kräftigen die Muskulatur der Oberschenkel, des unteren Rückens, des Pos und der Waden.

Ausfallschritt

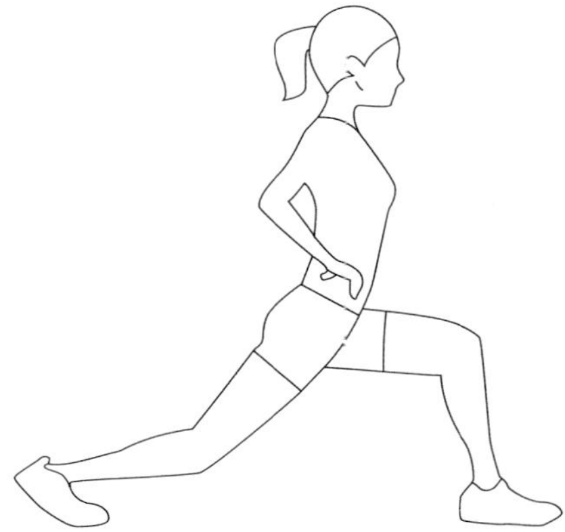

Stellen Sie sich aufrecht hin und stemmen die Hände in die Hüften. Aus dem aufrechten Stand einen großen Schritt nach vorn machen, dabei den Körper anspannen. Beide Beine werden in den Knien gebeugt. Dadurch senkt sich der Oberkörper nach unten. Das vordere Knie etwa in einem 90 Grad-Winkel beugen, das hintere ist etwas gerader und sollte nicht den Boden berühren. Die Zehenspitzen des hinteren Beines stehen auf, der Oberkörper bleibt gerade. Kurz in dieser Position verharren, dann wieder hochdrücken und die Füße nebeneinanderstellen. Anschließend das Bein wechseln.

Ausfallschritte kräftigen die Oberschenkel-, Po-, Waden- und Rumpfmuskulatur.

Liegestütz

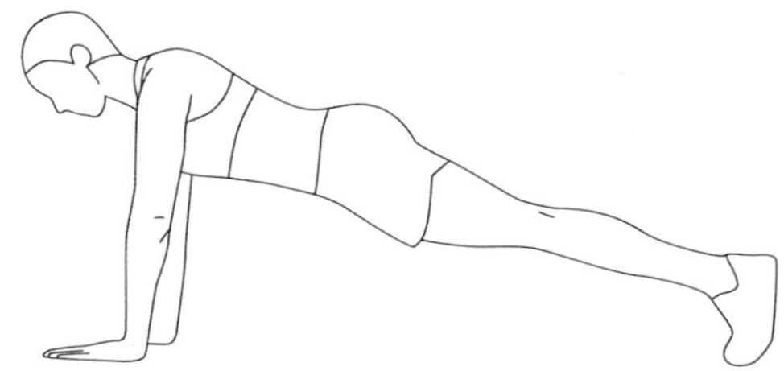

Die erste Variante der Liegestütze ist für Menschen gedacht, die körperlich fit sind: Legen Sie sich auf den Bauch, die Füße nahe beieinander. Dann die Zehen aufstellen, die Hände neben dem Oberkörper aufstellen und die angewinkelten Arme etwa in einem 45 Grad-Winkel zum Oberkörper halten. Drücken Sie sich nach oben, indem Sie die Arme durchstrecken und den Körper anspannen. Dann beugen Sie die Arme, bis die Brust fast den Boden berührt. Kurz in dieser Position bleiben und sich dann wieder nach oben drücken. **Wichtig**: Der Rücken muss gerade bleiben, kein Hohlkreuz bilden oder den Po in die Luft strecken. Der Nacken bleibt lang, der Blick geht zum Boden.

Etwas einfacher wird es, wenn man die Knie auf dem Boden lässt, die Unterschenkel anwinkelt und die Füße in der Luft verschränkt. Die Arme dann durchdrücken und verfahren, wie bei der ersten Variante beschrieben.

Man kann auch im Stehen üben. Dafür mit dem Gesicht zu einer Wand stellen, die Hände auf Schulterhöhe und etwas mehr als

Schulterbreit an die Wand legen, die Finger zeigen leicht zueinander. Dann einen Schritt zurückgehen, um den Körper in eine Schräglage zu bringen, die Arme sind jetzt ausgestreckt, die Hände bleiben an der Wand. Die Füße nebeneinander stellen, die Zehen zeigen nach vorn. Jetzt werden die Arme gebeugt, bis die Stirn fast die Wand berührt. Kurz die Position halten und wieder abdrücken. Auch hier unbedingt auf den geraden Rücken achten, kein Hohlkreuz machen oder den Po nach hinten strecken.

Liegestütze kräftigen die Brust-, Rumpf-, Oberarm- und Schultermuskulatur

Bauchpresse

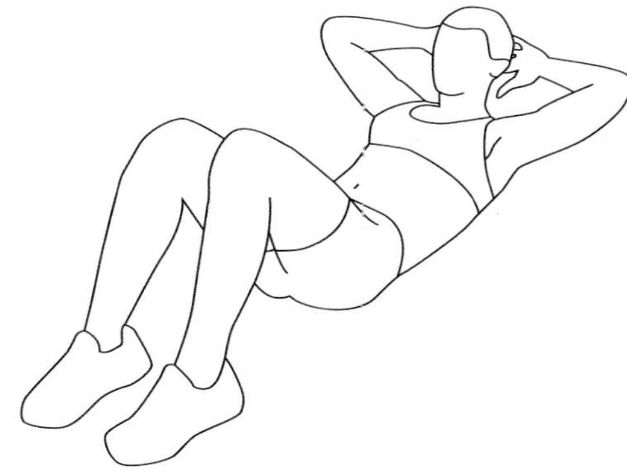

Legen Sie sich auf den Rücken (auf eine Matte oder den Teppich) und stellen die Füße mit angewinkelten Knien nebeneinander etwa hüftbreit auf. Dann die Hände hinter dem Kopf verschränken, ohne Zug

auszuüben, die Hände stützen den Hinterkopf nur leicht. Die Arme helfen bei dieser Übung nicht mit, einzig und allein die Bauchmuskeln sind gefordert. Nun langsam Kopf und Oberkörper nach oben rollen, bis die Schultern sich vom Boden gelöst haben. Die Bauchmuskulatur ist dabei fest angespannt, die Ellenbogen bewegen sich zueinander. Einige Sekunden halten, dann den Oberkörper langsam wieder in die liegende Position absenken.

Die Bauchpresse kräftigt die Bauchmuskulatur und bringt das Bauchfett zum Schmelzen. Das ist gut für die Gesundheit, da die am Bauch angesetzten überflüssigen Pfunde ein höheres gesundheitliches Risiko darstellen als beispielsweise der Speck an den Hüften.

Beckenlift

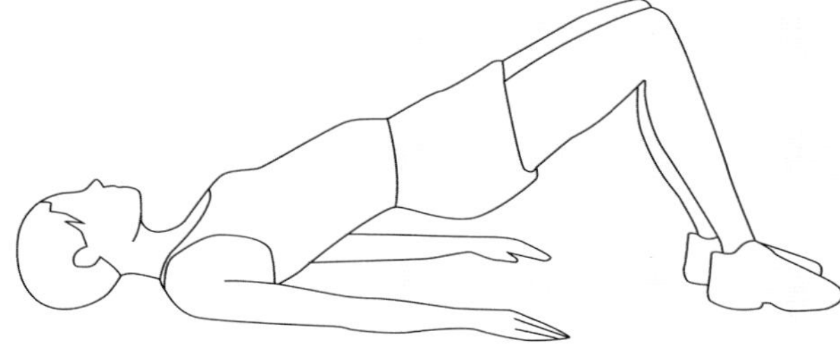

Legen Sie sich auf den Rücken (auf eine Matte oder den Teppich) und stellen die Füße mit angewinkelten Knien nebeneinander etwa hüftbreit auf. Die Arme gerade neben den Körper ablegen, die Handflächen drücken leicht in den Boden. Nun die Fersen fest in den Boden drücken und das Becken mit angespanntem Körper langsam anheben, bis es mit den Schultern und den Knien eine gerade Linie bildet. Einige Sekunden in dieser Position bleiben, dann Wirbel für Wirbel wieder absenken.

> Der Beckenlift kräftigt die Oberschenkelrückseite, die Pomuskulatur und die des oberen Rückens.

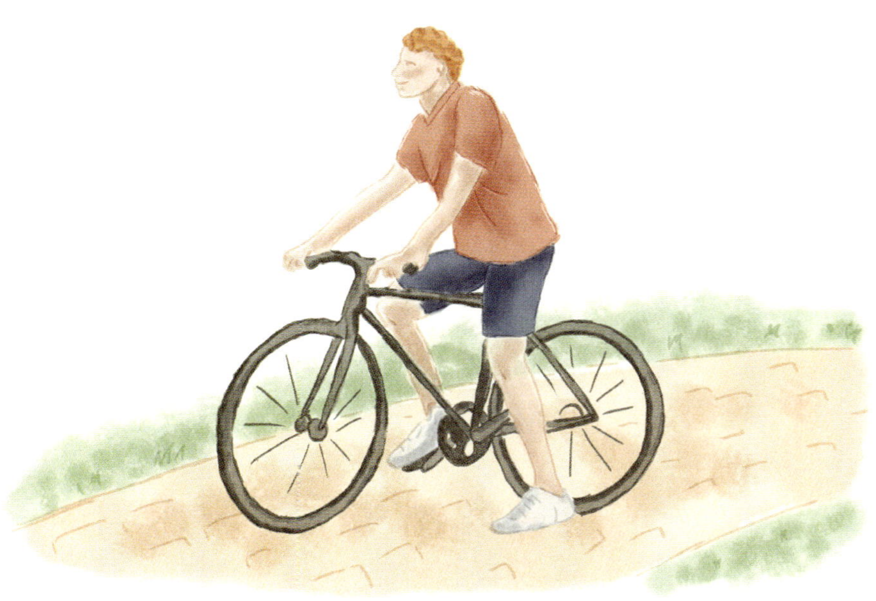

Gesund essen – auch mit einem schmalen Geldbeutel

Die Vorstellung, dass man bei einem geringen Einkommen kein gesundes Essen kaufen oder kochen kann, ist weit verbreitet. Spannend zu wissen ist jedoch, dass das, was heute unter „gesunder Ernährung" verstanden wird, den Geldbeutel eher schont als belastet. Kartoffeln, Haferflocken, regional angebautes Obst und Gemüse, wenig Fleisch und Wurst, 1–2 Liter Wasser pro Tag – all das wird von Gesundheitsexperten als gesunde Kost empfohlen.

Am wichtigsten ist dabei eine gute Planung des Speiseplans mit ein paar Tricks beim Einkaufen. Die Tipps und Anregungen in diesem Kapitel können helfen.

Man steht mit dem Wunsch, günstig und gut zu kochen, übrigens nicht alleine da. Auf www.chefkoch.de gibt es ein eigenes Forum „günstig kochen – günstig leben". Hier findet man Hinweise für gesunde, abwechslungsreiche, auch vegetarische Kost. Auch in den sozialen Medien (Facebook, Instagram) finden Sie unter dem Hashtag #gesundundgünstig viele Anregungen für leckere Gerichte.

Tipps zum Energiesparen beim Kochen und Backen

- Immer einen Kochtopf mit Deckel benutzen und darauf achten, dass die Herdplatte nicht größer ist als der Boden des Topfes.
- Beim Eierkochen kann man die Kochplatte bereits vor der Kochzeit abschalten. Bei geschlossenem Topfdeckel genügt nach ein paar Minuten in der Regel die Restwärme.
- Auch beim Reisgaren die Herdplatte nach 2–3 Minuten ausschalten und den Reis im geschlossenen Topf für 15–20 Minuten fertiggaren.

- Den Backofen auf Heißluft schalten, wenn man mehrere Bleche gleichzeitig backen kann.
- Die Ofentür nicht unnötig oft öffnen.
- Je nach Gericht den Ofen ausschalten, bevor die Garzeit beendet ist, um die Restwärme zu nutzen.

Gesund und günstig essen und trinken

Hier stellen wir Ihnen ein paar Grundsätze für den Einkauf und die Ernährung vor. So können Sie sich gut, gesund und günstig versorgen.

Getränke

Vermeiden Sie Softdrinks. Mischen Sie sich selbst Eistee oder Saftschorlen mit wenig Saft an. Das schont den Geldbeutel und reduziert die Zuckerzufuhr.

Man kann auch gut **Leitungswasser aromatisieren**: mit einer Scheibe Ingwer (gewaschen, aber gerne mit Schale), Zitronenmelisse oder Pfefferminze, einer Scheibe Zitrone, Orange, Melone oder Gurke.

Fertiggerichte und Fastfood reduzieren

Reduzieren Sie Fertigprodukte. Sie sind teuer und meistens auch ungesund durch die vielen Zusatzstoffe, die notwendig sind, um ein Aufbackbrötchen, ein Fertigmenü, eine TK-Pizza etc. haltbar und schmackhaft zu machen (je mehr Fremdwörter auf den Etiketten stehen, desto schlechter). Wer sich selbst in die Küche stellt, wird sehr bald merken, wieviel Geld dadurch gespart wird.

Kein Arzt hat etwas dagegen, wenn man ab und zu **Pommes und Currywurst** isst (das machen schließlich auch viele Ärzte selbst). Die Kunst ist, es nicht zu übertreiben. Oder auch mal etwas Neues auszuprobieren: In guten **Imbissbuden** gibt es für wenig Geld frischgebackenes Fladenbrot mit Falafel – und mit Knoblauchsoße, Zwiebeln und Salat bekommt man noch eine gute Portion Vitamine dazu. Die Milchsäurebakterien im Joghurt sorgen für eine gute Darmflora, der Knoblauch vertreibt unliebsame Bakterien, die Zwiebelscheiben sind gut für die Blutgefäße.

Achten Sie generell drauf, wo Sie hingehen: Im Internet findet man immer wieder Bewertungen von Imbissbuden, z. B. unter www.werkenntdenbesten.de/imbiss.

Selbermachen statt kaufen geht auch bei Fastfood. Die Vorteile: Sie wissen, was drin ist – kein Billigfleisch, kein ranziges Fett aus der Fritteuse, keine Kartoffeln aus Kartoffelbreipulver, keine Mayo aus billigem Öl. Und Sie können die Rezepte gesünder zubereiten. Weiter hinten in diesem Buch haben wir ein paar Rezepte für Sie zusammengestellt. Auch im Internet finden Sie gute Anregungen für Backofenpommes oder -gemüse, selbstgemachten Ketchup, Burger, Schokoladenpudding oder Eistee.

Hier einige Ideen für **selbstgemachtes und „gesundgemogeltes" Fastfood:**

Fastfood	Selbstgemacht und gesundgemogelt	Vorteil
Pommes	Backofenkartoffeln aus frischen Kartoffeln	weniger Fett und Kalorien
Hot Dog	Hot Dog-Brötchen, Bio- oder vegane Würstchen, selbstgebratene Röstzwiebeln, frische Gurken etc.	weniger Zusatzstoffe, frischere Zutaten
Pizza	selbstgemachter Hefeteig (oder Teig aus dem Kühlregal), selbstgeriebener Käse (fertiggeriebener Käse kann Keime enthalten), weitere frische Zutaten	TK-Pizza ist ein gutes Beispiel für Küche aus dem Chemielabor: Formschinken, Schmelzkäse, Weichmacher, Sägespäne als natürliche Zusatzstoffe usw.
Burger	Bio-Rinderhack, Vollkorntoast oder Burger-Brötchen, Salat, Tomaten, Zwiebeln	besseres Fleisch, vollwertigere Nahrung
Nudeln mit Tomatensoße	selbstgemachte Tomatensoße aus passierten Tomaten, Gewürzen, Gemüse	weniger Zucker; man kann auch etwas Gemüse (z. B. Möhren, Paprika und Lauch) untermogeln und mitpürieren.
Fischstäbchen	paniertes Seelachsfilet, dazu Kartoffelpüree aus frischen Kartoffeln und Salat(9)	weniger Zusatzstoffe, frische Zutaten, umweltfreundlich
Döner	frisches Pita-Weißbrot, gebratenes Hähnchen- oder Putenfleisch, Kräutersoße, frischer Salat und frisches Gemüse	bessere und frischere Zutaten

Vorräte und Resteverwertung

Fastfood heißt „schnelles Essen" – man bestellt oder holt sich schnell etwas, wenn der Hunger keine Zeit für langes Kochen zulässt und man keine Lust auf Brote hat. Dem kann man vorbeugen: Kochen Sie größere Mengen von Gerichten, die Sie wirklich gerne essen und **frieren Sie diese in Portionspackungen ein** (z. B. Gläser mit Schraubverschluss, bitte den Deckel erst nach dem Gefrieren fest zuschrauben). Morgens, wenn man aus dem Haus geht, braucht man dann nur eine Portion aus der Tiefkühltruhe in den Kühlschrank legen – und kann abends mit wenig Aufwand gleich genießen!

Gerade Suppen können Sie sehr gut **im Voraus kochen**. Füllen Sie die Suppe, die für die folgenden Tage gedacht ist, noch heiß in ein Schraubglas – das ist ein wenig wie Marmeladekochen. Die Suppe hält sich so länger. Wer keine Lust hat, drei Tage hintereinander das Gleiche zu essen, friert den Rest ein.

Kochen Sie nach dem Grundsatz: **Es wird nichts weggeworfen**. Das heißt: Nicht zu viel und nicht zu wenig kochen, vorausschauend einkaufen, Reste verwerten. Übrigens: Der schönste Name für ein Restegericht ist wohl „Hoppelpoppel". Dafür werden Reste vom Vortag geschnippelt und in der Pfanne mit Ei gebraten. Oder Sie zaubern aus den Resten eine „Schnipselsuppe". Auch die italienische Minestrone ist etwas ganz Ähnliches.

Es gibt viele Ideen für die **Resteverwertung von Brot**: Selbstgeriebene Semmelbrösel, Croutons für Salat oder Suppe, Semmelknödel, italienischer Brotsalat, Brotsuppe. Süße und sättigende Mahlzeiten aus Brot sind auch Arme Ritter, Brotauflauf, Brotpudding.

Aus sauberen **Gemüseschalen** (faule Stellen abschneiden) kann man sehr gut eine Gemüsebrühe kochen. Diese Brühe lässt sich auch einkochen, sie wird dann zu einem „Fond", den man portionsweise einfrieren und bei Bedarf verwenden kann.

Ein Mixer ist zwar eine teure Anschaffung, aber man kann all das, was normalerweise weggeworfen wird, zu **Smoothies** verarbeiten: Karottengrün, Radieschenblätter, Gurkenschalen etc. – möglichst in Bio-Qualität. Wasser, einen Apfel und eine halbe Banane dazugeben – und fertig.

Gut und günstig einkaufen

Regional und saisonal

Grundsätzlich gilt: **Kaufen Sie saisonal und regional**, d.h. Obst und Gemüse aus der Region, das gerade reif ist. Das schont den Geldbeutel, aber auch die Umwelt und das Klima. Und wer will schon wässrige Erdbeeren im Winter essen, die um den halben Erdball geflogen sind und nach nichts schmecken? Naturheilkundliche „Ordnungstherapeuten" raten übrigens dazu, sich wieder mehr in den Rhythmus der Natur einzuklinken. Das heißt: Im Sommer Beeren und anderes Obst essen, im Herbst Kürbis und Äpfel, im Winter Kohl, Kartoffeln und Sauerkraut, im Frühling frische Wildkräuter. Im folgenden „Saisonkalender" können Sie sich informieren, was wann bei uns reif ist.

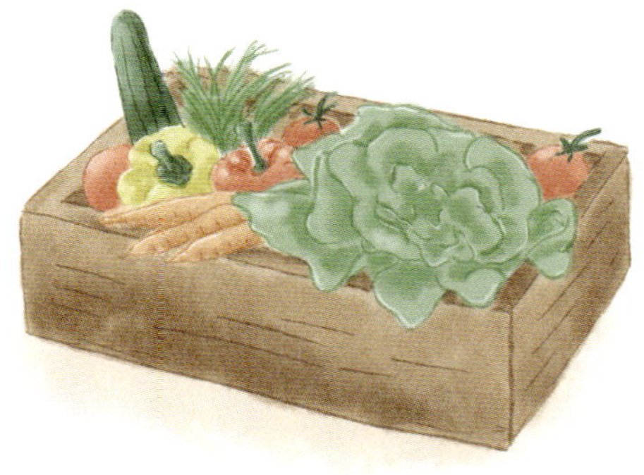

Reife- und Erntezeit von heimischen Lebensmitteln

Gemüse	Jan	Feb	Mär	Apr	Mai	Jun	Jul	Aug	Sep	Okt	Nov	Dez
Grünkohl	■									■	■	■
Rosenkohl	■	■								■	■	■
Spinat			■	■	■				■	■	■	
Spargel				■	■	■						
Kohlrabi					■	■	■	■	■	■		
Frühlingszwiebeln					■	■	■	■	■	■	■	
Mangold					■	■	■	■	■	■		
Radieschen					■	■	■	■	■	■		
Spitzkohl					■	■						
Blumenkohl						■	■	■	■	■		
Dicke Bohnen						■	■	■				
Brokkoli						■	■	■	■	■		
Erbsen						■	■	■				
Fenchel						■	■	■	■	■		
Gurke						■	■	■	■	■		
Zucchini						■	■	■	■	■		
Grüne Bohnen						■	■	■	■	■		
Zuckerschoten						■	■	■				
Aubergine							■	■	■			
Paprika							■	■	■	■		
Staudensellerie							■	■	■	■		
Sellerie								■	■	■	■	
Tomaten								■	■	■		
Kürbis									■	■	■	

Obst	Jan	Feb	Mär	Apr	Mai	Jun	Jul	Aug	Sep	Okt	Nov	Dez
Rhabarber				■	■	■						
Erdbeeren					■	■	■					
Stachelbeeren						■	■	■				
Kirschen						■	■	■				
Johannisbeeren						■	■	■				
Himbeeren						■	■	■				
Heidelbeeren						■	■	■	■			
Aprikosen							■	■				
Brombeeren							■	■	■			
Mirabellen							■	■	■			
Pflaumen							■	■	■			
Zwetschgen							■	■	■	■		
Äpfel								■	■	■	■	
Birnen								■	■	■		
Wassermelone								■	■			

Salat	Jan	Feb	Mär	Apr	Mai	Jun	Jul	Aug	Sep	Okt	Nov	Dez
Chicorée	■	■	■	■						■	■	■
Feldsalat	■	■	■	■						■	■	■
Grüne Blattsalate					■	■	■	■	■	■		
Endiviensalat							■	■	■	■	■	■
Radicchio								■	■	■	■	

Clever einkaufen

Kaufen Sie, auch bei Bio-Lebensmitteln, die etwas günstigeren **Eigenmarken der Supermärkte**. Es müssen nicht immer die Marktführer sein, weniger bekannte Marken sind oft genauso gut. Bio-Produkte können Sie auch im Discounter kaufen.

Ein alter Tipp aus der Einkaufsberatung: **„Kaufen Sie nichts auf Augenhöhe!"** Auf Augenhöhe und darüber liegen im Supermarkt immer die teuren Markenprodukte. Schauen Sie lieber unten im Regal, da finden Sie die günstigeren Produkte.

Muss es Bio sein? Nein, nicht unbedingt und nicht in jedem Fall. Bio ist jedoch empfehlenswert bei Kartoffeln, Gemüse und Obst (z. B. Äpfel), welches man besser mit der Schale isst (auch Zitronen sollten Bio sein, damit man die Schale reiben kann). Natürlich sind die Preise höher, aber mit den folgenden Tipps lässt sich an anderer Stelle Geld einsparen.

- An der Frischetheke gibt es die **End- und Randstücke** von Käse und Wurst oft günstiger.
- **Kaufen Sie große Packungen**. Kleine Packungen sind meist teurer als große Packungen.
- Man kann viel für die **Haltbarkeit der Lebensmittel** tun, indem man sie nach dem Einkaufen möglichst schnell wegräumt, entweder in den Kühlschrank, so dass die „Kühlkette" nicht (lange) unterbrochen wird, oder dunkel und trocken in die Speisekammer bzw. den Keller.
- **Günstiges und gesundes Gemüse** sind Karotten, Lauch, Zwiebeln, Weißkohl, Wirsing, Chinakohl, Rosenkohl, Rotkohl, Blumenkohl, Spinat, Sellerie. Es gibt auch günstiges TK-Gemüse oder TK-Obst, z. B. Beerenfrüchte.
- Hülsenfrüchte, Reis, Joghurt in 500 g-Bechern, Tomatenmark, Nüsse, Bulgur etc. gibt es günstig in **türkischen** oder **arabischen Lebensmittelläden**.
- Umsonst oder für weniger Geld gibt es z. B. in vielen Läden Obst, das langsam überreif wird. **Reifes Obst aus dem Supermarkt** lässt sich gut für Hefekuchen oder Kompott verwenden. Aus überreifen Bananen (die übrigens viel verträglicher sind als unreife Bananen) kann man ein leckeres Bananenbrot machen. Marmelade kochen ist eine

tolle Verwertung von frischem Obst, das kurz davor ist, schlecht zu werden. Bewahren Sie dafür vorsorglich vor allem kleine Gläser auf – selbstgemachte Marmelade wird schnell schlecht, und dann ist es besser, man hat immer nur kleine Mengen offen. Der zweite wichtige Tipp für selbstgekochte Marmelade: nicht mit dem Brotmesser in die Marmelade, sondern immer nur mit einem sauberen Löffel. Sonst bildet sich schnell Schimmel.

Die Top 10 der Gut-günstig-und-gesund-Einkaufsliste

1. Haferflocken
2. Pflanzenöl
3. Hülsenfrüchte, z. B. Linsen, Bohnen, Erbsen
4. Kartoffeln
5. Alle Kohlsorten
6. Zwiebeln und Knoblauch
7. Zitronen oder Zitronensaft
8. Sauerkraut
9. Apfelessig
10. Kräutertee (Kamille, Pfefferminze, Fenchel)

Der richtige Zeitpunkt zum Einkaufen

Kaufen Sie nicht zu viel ein. Machen Sie einen Plan für die Woche. Bedenken Sie, wann Sie zuhause essen oder für unterwegs etwas kochen wollen. So müssen weniger Lebensmittel weggeworfen werden. Zum Kalkulieren der Mengen haben wir Ihnen weiter unten bei den Hauptgerichten eine Tabelle zusammengestellt.

Gehen Sie **nicht jeden Tag einkaufen**, denn dabei landet erfahrungsgemäß viel zu viel im Einkaufswagen, was man gar nicht braucht. Machen Sie eine Einkaufsliste.

Läden verkaufen nicht immer zum gleichen Preis. Am ehesten sind Lebensmittel **abends oder am Samstag** günstiger. Fragen Sie einfach einmal nach, es lohnt sich auch immer, in die **Angebotsblättchen** der Supermärkte zu schauen oder sich deren **Apps** runterzuladen. Schließlich gibt es Apps wie smhaggle, über die man Sonderangebote aus verschiedenen Supermärkten finden kann.

Fragen Sie beim Bäcker nach **Brot vom Vortag**, das ist günstiger und zudem bekömmlicher. Lassen Sie das Brot im Laden schneiden. So können Sie es einfrieren und scheibenweise auftauen.

Mindesthaltbarkeitsdatum und Verbrauchsdatum

Viele (Bio-)Waren, die kurz vor dem **Mindesthaltbarkeitsdatum** sind, erhalten Sie günstiger. Das Mindesthaltbarkeitsdatum ist eine gesetzliche Vorschrift für alle Lebensmittel, bedeutet aber nicht, dass das Produkt nach dem Datum verdorben ist. Vor allem trockene Lebensmittel sind bei richtiger Lagerung unproblematisch. Auch im Kühlregal gibt es oft eine eigene Ecke für Milch- und Käseprodukte, die etwas länger haltbar sind. Bitte bei diesen Produkten nochmal genau prüfen, ob sich Schimmel eingeschlichen hat. Ggf. auch daran riechen (faulig? modrig? verdorben?).

Etwas anderes ist das **Verbrauchs- bzw. Verfallsdatum** von frischen Lebensmitteln wie Fleisch oder Fisch. Diese Lebensmittel zügig verwerten und nicht über das aufgedruckte Datum hinaus verzehren.

Die politischen Aktivisten, die in den Müllcontainern der Supermärkte nach Lebensmitteln fischen („**Containern**“ oder „**Mülltauchen**“) und diese weiterverwenden, haben recht, wenn sie sagen, dass man Lebensmittel nicht wegwerfen soll, die noch gut sind. Leider wird das Mülltauchen derzeit

gesetzlich immer noch als Diebstahl betrachtet. Allerdings scheint sich hier etwas zu bewegen.
Die Webseite www.zugutfuerdietonne.de des Bundesministeriums für Ernährung und Landwirtschaft bietet gute Tipps zur Resteverwertung, Lagerung etc.

Wie man noch an gute Lebensmittel kommt

Direkt vom Feld

Ein echtes Einkaufserlebnis ist der **Ab-Hof-Verkauf** direkt vom Bauern. Falls Sie selber kein Auto haben, fragen Sie doch Freunde oder Nachbarn, ob Sie sich für einen Ausflug zum Bauern zusammentun können. Infos über Ab-Hof-Verkauf gibt es im Internet: www.meinbauernhof.de/ab-hof-verkauf. Es hat viele Vorteile, direkt vom Feld bzw. direkt vom Erzeuger zu kaufen: Die Lebensmittel sind frisch und damit hochwertig. Sie haben keine Transportwege hinter sich. Es wird kaum Verpackungsmüll produziert. Durch den Kauf beim Bauern wird kein Geld für Zwischenhändler verwendet, die Bauern werden direkt unterstützt.

Versuchen Sie, wenn es irgendwie möglich ist, Obst sogar frisch vom Feld zu kaufen. An vielen Orten gibt es Erdbeer- oder Himbeerfelder, wo die Früchte deutlich günstiger sind, als wenn man das gleiche Obst in Plastikschalen im Supermarkt kauft. Beeren kann man auch gut einfrieren. Und eine Portion zur Stärkung beim Pflücken gibt es bei vielen Feldern gratis dazu.

Bieten Sie Ihre Hilfe an, wenn jemand in Ihrem Umfeld einen Obstbaum oder Beerenstrauch hat – Sie helfen beim Pflücken und können dafür vielleicht auch einen Sack Äpfel mitnehmen. Meistens freuen sich Menschen mit Obstbäumen oder -sträuchern im Garten, wenn ihr Obst verwendet wird. Viele Hobbygärtner bieten auch einen Tisch mit frischem Obst oder Gemüse an der Straße mit einer **„Kasse des Vertrauens"** an.

Wild sammeln

Auf der Seite www.mundraub.org können Sie nachschauen, ob es in Ihrer Nähe Obstbäume, -sträucher, Kräuter etc. gibt, die niemandem wirklich gehören und abgeerntet werden dürfen.

Wildfrüchte, die man relativ leicht erkennen kann, sind Holunderbeeren und Brombeeren, die im Sommer reif sind. Walnüsse können in öffentlichen Parks vom Boden aufgesammelt werden.

Das ganze Jahr über gibt es die unterschiedlichsten **(Wild-) Kräuter** in der Natur zu pflücken, z. B. Löwenzahn, Brennnessel, Giersch, Schafgarbe und (im Frühjahr) Bärlauch. **Achtung!** Bärlauch kann man leicht mit giftigen Pflanzen wie z. B. Maiglöckchen verwechseln. Also immer dran schnuppern, Bärlauch riecht eindeutig nach Knoblauch. Achten Sie auch darauf, nicht an vielbefahrenen Straßen oder an Hundewiesen zu pflücken. Sammeln Sie nur, was Sie erkennen. Vor allem junge Löwenzahnblätter und auch Gänseblümchen eignen sich gut für den Salat. Beim Pflücken von Brennnesseln die Handschuhe nicht vergessen. Alle Wildkräuter sollten gut gewaschen werden.

Zuhause anbauen

Die beste Möglichkeit, um günstig an gutes, frisches Gemüse zu kommen, ist: Wenn Sie **nur ein kleines Stück Garten** haben, dann legen Sie ein Beet an. In Großstädten gibt es auch Initiativen für gemeinsame Gärten.

Ziehen Sie **Küchenkräuter auf dem Fensterbrett**. Kräuter geben dem Essen viel Aroma und sind zudem sehr gesund. In türkischen oder arabischen Lebensmittelläden gibt es Petersilie für wenig Geld in großen Büscheln. Diese kann man putzen, hacken, fein wiegen und anschließend portionsweise einfrieren.

Essen teilen

Viele Supermärkte spenden heute ihre abgelaufenen Lebensmittel den deutschen Tafeln. Eine tolle Idee ist **SIRPLUS**, ein Online-Supermarkt, in dem Lebensmittel angeboten werden, die nicht mehr verkauft werden können. Die „geretteten" Lebensmittel werden so zurück in den Kreislauf geführt, womit Lebensmittelverschwendung reduziert wird.

Immer mehr Menschen, Restaurants und Supermärkte teilen ihr Essen, ihre Reste oder nicht verkauften Waren. Auf der Website www.foodsharing.de gibt es ein Netzwerk von Menschen, die ihr **Essen teilen**, bevor es schlecht wird.

Auf der Seite www.toogoodtogo.de bieten Restaurants und Supermärkte die Reste ihres Buffets oder der heißen Theken stark verbilligt an. Bei www.resq-club.com/de finden Sie Adressen in Berlin, die **Gerichte zum halben Preis** anbieten.

Alles im rechten Maß

Paracelsus, der geniale Wanderarzt des 16. Jahrhunderts, prägte den berühmt gewordenen Ausspruch: „Sola dosis facit venenum – Allein die Menge macht, ob etwas ein Gift ist". Und so lautet die Empfehlung immer: Alles im rechten Maß!

Halten Sie es zum Beispiel wie zu Großmutters Zeiten: Sparen Sie das **Fleisch für sonntags** auf – und dann genießen Sie es. **Freitags Fisch** ist auch eine alte Tradition. Fisch ist sehr gesund, allerdings sollte man beim Fischeinkauf wirklich auf das Ökosiegel achten. Gesunde günstige Fische sind z. B. Hering oder Makrele. An fünf Tagen in der Woche sollten Sie versuchen, sich mit der **fleischlosen Küche** anzufreunden. Es gibt viele leckere und günstige vegetarische oder vegane Gerichte.

So unterschiedlich die Ernährungslehren auch sind, einig ist man sich heute darin, dass die unteren Etagen einer Ernährungspyramide – also die Lebensmittel, von denen man viel essen sollte – Vollkorngetreide, Gemüse und Obst sind. Dafür gibt es übrigens vom Bundeszentrum für Ernährung BZfE eine App („Was ich esse"), in der man eine **Ernährungspyramide** ausfüllen kann – und sei es nur, um sich mal für eine Woche selbst zu kontrollieren.

DIE ERNÄHRUNGSPYRAMIDE

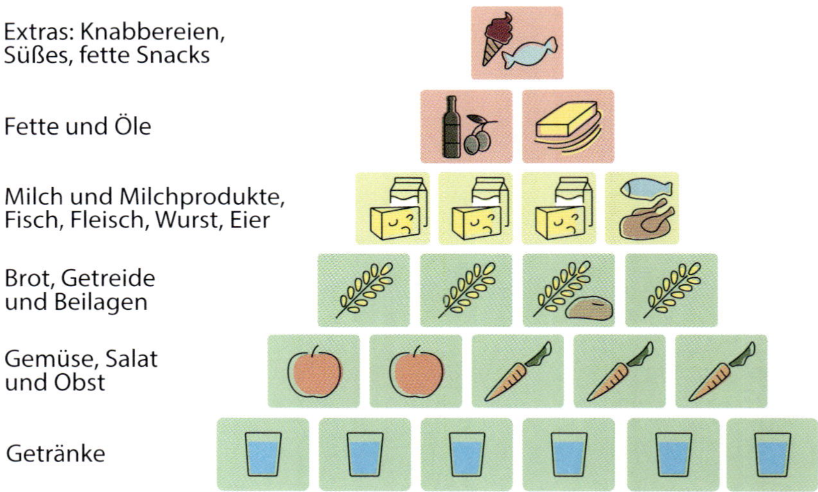

Statt der Selbstkontrolle mithilfe einer App können Sie auch für einige Zeit ein **Ernährungstagebuch** führen, um besser zu überblicken, was Sie essen. Das Optimum wäre, jeden Tag zwei Portionen Obst und drei Portionen Gemüse zu essen.

Keine Frage: **Schokolade und Kuchen** versüßen das Leben. Und gerade, wenn es mal nicht so rund läuft oder wirklich Stress angesagt ist, greift man gerne zu Schokolade & Co. Die Kunst ist es, nicht zu übertreiben. Das klappt am besten durch feste Gewohnheiten. Wenn Sie sich das Brotfrühstück fürs Wochenende aufsparen, den Zucker für das Dessert nach der Hauptmahlzeit oder ein Stück Kuchen am Nachmittag, die (kleine Portion) Chips für den Freitagabend, dann haben Sie damit kleine Gewohnheiten etabliert, die Ihrer Gesundheit zugutekommen. Denn ungesund ist vor allem das „Zuviel".

Der ausgewogene Tag

Frühstück

Nicht nur aus Sparsamkeit, sondern vor allem aus gesundheitlichen Gründen sollten Sie an den fünf Wochentagen morgens Haferflocken bzw. Haferbrei (Porridge) essen – und sich dann am Wochenende ein gutes Frühstück mit Brötchen, Käse, Eiern und allem, was das Herz begehrt, gönnen!

Auch wenn es sich nicht ganz so lecker anhört: In Wasser gekochter Haferflockenbrei, der mit Zimt und Honig/Schokopulver und einer Prise Salz gewürzt ist, vielleicht noch mit etwas Apfelmus oder kleingeschnittener Banane und einem Löffel Naturjoghurt verfeinert, kostet nicht viel, macht satt und schafft eine gute Grundlage für den Tag. Übrigens: Vielen Menschen bekommt warmes Essen besser als kaltes, das gilt auch fürs Frühstück.

Porridge (1 Portion)

- 2–3 EL Haferflocken (Feinblatt)
- 300 ml Wasser
- 1 Prise Salz, 1 Prise Zimt
- Schokoladenpulver, Honig
- 1 EL Naturjoghurt
- Obst nach Belieben

Haferflocken in Wasser langsam weichkochen. Alle anderen Zutaten dazugeben und warm genießen.

Hauptgericht

Wenn man keine Reste produzieren und kein Essen wegwerfen will, ist es wichtig, den **täglichen Bedarf** genau zu berechnen. Hier ein paar Richtwerte:

Lebensmittel	Bedarf pro Person (1 Mahlzeit)
Kartoffeln als Hauptzutat	200 g
Kartoffeln als Beilage	150–180 g
Nudeln als Hauptzutat	150 g (Trockengewicht)
Nudeln als Beilage	100 g (Trockengewicht)
Reis als Hauptzutat	100 g (Trockengewicht)
Reis als Beilage	80 g (Trockengewicht)
Gemüse als Hauptzutat	400 g
Gemüse als Beilage	200 g
Fleisch	100 g
Salat als Beilage	4–5 Blätter

Lernen Sie, **Fleisch zu strecken**, Gulasch zum Beispiel mit Möhren und Zwiebeln. Auch **Fisch** kann man gut strecken: Matjes mit Zwiebelringen, Apfel, Gurke und Joghurt oder als „gestreckter Hering", kleingeschnitten mit Kartoffeln, Zwiebeln und Apfel. **Aufläufe** sind übrigens das perfekte Resteessen.

Matjes Hausfrauenart (2 Portionen)

- 3–4 Matjesfilets
- 1 Apfel
- 1 kleine Zwiebel
- 2 Gewürzgurken
- 3–4 EL Joghurt, 1 EL Mayonnaise
- Pfeffer, Salz
- Dill

Matjesfilets abwaschen und abtupfen. In Stücke schneiden. Den Apfel schälen, entkernen, vierteln und klein schneiden. Zwiebel schälen und in dünne Ringe schneiden. Die Gewürzgurken halbieren und in Scheiben schneiden. Joghurt und Mayonnaise verrühren, mit Pfeffer und evtl. etwas Salz abschmecken, mit etwas Dill verfeinern. Alles über den Fisch gießen, gut mischen und durchziehen lassen.

Produzieren Sie die **Salatsoße** in größeren Mengen und füllen Sie sie separat ab (im Kühlschrank aufbewahren). Am besten schmeckt die Soße, wenn sie kurz mit dem Schneebesen aufgeschlagen wird, dann verbinden sich Öl und Essig am besten.

Kluge Köpfe haben sich den „**ausgewogenen Teller**" ausgedacht. Die Regel ist ganz einfach: Die Hälfte des Tellers soll mit Gemüse gefüllt sein. Das kann man fast überall umsetzen, selbst in einem

Restaurant oder in der Kantine: Bitten Sie einfach darum, etwas mehr Gemüse und etwas weniger von dem Rest serviert zu bekommen.

Wenn es etwas Süßes sein soll

Ein günstiger Nachtisch für den eigenen Magen, für Kinder und Enkel: **selbstgemachter Pudding**. Er schmeckt gut, stillt den Süßhunger und macht zusätzlich satt. Auch der Geldbeutel wird geschont, wenn man den Pudding selbst zubereitet.

Schokoladenpudding (4 Portionen)

- ½ Liter Milch (Hafermilch)
- 125 g dunkle Schokolade
- 1 EL Kakao
- 25 g Kartoffelstärke
- 2–3 EL Zucker

Stärke und Zucker mit etwas Milch verrühren. Den Rest der Milch auf dem Herd erwärmen und die Schokolade darin unter Rühren schmelzen. Kurz vor dem Kochen die Milch vom Herd nehmen und die angerührte Stärke in die Schokoladenmilch rühren. Mit dem Schneebesen aufschlagen und kurz aufkochen lassen. Den Pudding in Schüsselchen geben und abkühlen lassen.

Selber backen! Gekaufter Kuchen muss nicht sein. Mürbeteigplätzchen sind schnell gemacht und kosten nicht die Welt. Ein Hefeteig lässt sich mit Obst belegen, z. B. mit Äpfeln, und dann mit etwas Hagelzucker bestreuen.

Spartipp

Warme Mahlzeiten kosten im Schnitt nur halb so viel wie eine Brotzeit mit Käse, Wurst und Schinken. Deshalb ist es am günstigsten, wenn man knapp bei Kasse ist, zweimal täglich warm zu kochen.

Abendessen

Gesundheitlich am besten ist es, **abends eine leichte, warme Gemüsemahlzeit** zu essen, z. B. eine Suppe oder Reis mit Gemüse. Das ist nicht immer und überall umzusetzen, aber gar nicht so schwierig, wenn man gut plant. Leicht verdaulich sind auch Nudeln oder Kartoffeln, solange die Soße nicht vor Fett trieft und der Käseberg sich im Rahmen hält.

Wenn Sie gerne Brot essen, dann toasten Sie es doch – das Brot wird dadurch etwas verträglicher. Statt Aufschnitt und Käse bieten sich **vegetarische Aufstriche** an. Sie sind lecker, gesund und vor allem preiswerter. Gute Beispiele sind Linsenaufstrich, vegetarische Leberwurst, Kartoffelkäse. Auch selbstgemachte Tomatenbutter (mit Tomatenmark) ist immer wieder köstlich.

Kartoffelkäse

- 250 g Pellkartoffeln vom Vortag
- ½ Zwiebel, 1 Knoblauchzehe
- 20 g weiche Butter (Margarine)
- 5 EL Creme fraîche (Sojasahne)
- Salz, Pfeffer, Muskatnuss
- Schnittlauch oder Bärlauch zum Bestreuen

Kartoffeln schälen und fein reiben. Zwiebel in kleine Würfel schneiden, Knoblauchzehe fein reiben und in die Kartoffelmasse geben. Butter, Creme fraîche (Sojasahne) untermischen. Salz, Pfeffer und geriebene Muskatnuss dazugeben, mit Schnittlauch oder Bärlauch anrichten.

Gesunde und günstige Gerichte

Hier ist eine kurze Liste mit Ideen für einfache, günstige und gesunde vegetarische Gerichte.

Suppen und Eintöpfe

- Gemüsesuppe (z.B. aus Kürbis, Tomaten, Möhren, Blumenkohl), mit Croutons oder Kernen verfeinern
- Bohnen- und Linseneintopf
- Kartoffelsuppe

Salate

- Nudelsalat
- Möhren-Apfel-Rohkost
- Kartoffelsalat
- Krautsalat

Hauptgerichte

- Pellkartoffeln mit Kräuterquark
- Kartoffeln mit Ei und Senfsoße
- Kartoffeln mit Spinat und Spiegeleiern
- Backofenkartoffeln mit Tsatsiki
- Ofengemüse mit Dips

- Gemüse mit Käse überbacken
- Gefüllte Paprikaschoten
- Bauern-Omelett
- Gemüsepizza, Lauchkuchen
- Spaghetti mit Tomatensoße
- Nudeln mit Knoblauch und Olivenöl
- Schupfnudeln mit Sauerkraut
- Reibekuchen mit Apfelmus

Süßspeisen
- Pfannkuchen mit Obst
- Reisauflauf mit Quark und Apfel
- Milchreis mit Mandeln oder Obst
- Bratäpfel

Gesunde Lebensmittelinhaltsstoffe

Es geht beim Essen nicht nur um Vitamine und Mineralien, um Fett, Eiweiß oder Kohlenhydrate. Insbesondere in Obst und Gemüse sind viele andere Inhaltsstoffe, die diese Pflanzen so gesund machen, z. B. **Farbstoffe**. Es wundert also nicht, dass von Ernährungsexperten generell empfohlen wird, bunt bzw. nach dem „Ampel-Prinzip“ zu essen, also rot, gelb und grün. Grund dafür sind die unterschiedlichen Wirkungen genau dieser Pflanzenfarbstoffe.

Ballaststoffe sind die Teile der Pflanze, die unverdaut wieder ausgeschieden werden (Fleisch und Käse enthalten keine Ballaststoffe). Das heißt: Essen Sie Gemüse, Obst (mit Schale, wenn essbar) und Vollkornprodukte. Ballaststoffreiche Lebensmittel regen die Verdauung an, können aber auch Blähungen verursachen.

Setzen Sie auf den Speiseplan **bittere Pflanzen**, z. B. einen Radicchio-Salat oder junge Löwenzahnblätter, um damit den Salat aufzupeppen. Das regt die Verdauung und damit den gesamten Stoffwechsel an.

Die Welt der Hülsenfrüchte zu entdecken, lohnt sich. Linsen und Bohnen sind gute pflanzliche **Eiweißlieferanten**, sehr gesund und äußerst vielseitig. Bohnen und Reis sind die Grundnahrungsmittel in Südamerika, in Indien gibt es traditionell „Dhal", ein Linsengericht mit Reis.

Wer seine Fettverdauung unterstützen will, der sollte zu fettigen Gerichten **scharfe Lebensmittel** wie Rettich, Senf, Meerrettich, Rucola, Kresse o. Ä. essen.

Um die Darmflora mit **Milchsäurebakterien** aufzubauen, sind z. B. Joghurt, Buttermilch, Sauermilch, milchsauer eingelegtes Gemüse oder Sauerkraut geeignet. Sauerkraut gibt es auch frisch, z. B. im Bio-Laden. Bitte am besten roh essen, sofern Sie es vertragen.

Nutzen Sie die **Vielfalt der Gewürze**. Wenn man sich ein wenig mit Gewürzen befasst, kann man aus relativ einfachen Gerichten wirklich schmackhaftes Essen zaubern.

Buchtipp

Ein sehr gutes Buch ist *arm, aber bio* von Rosa Wolff. Ihr tolles Kochbuch zur „feinen Öko-Küche für wenig Geld", das sie im Selbstverlag herausgegeben hat, enthält zahlreiche Rezepte.

Esskultur

Eine gute Esskultur hilft bei der Verdauung und führt nebenbei auch dazu, dass man das eine oder andere Kilo abnimmt. Hier ein paar Aspekte guter Esskultur:

- Versuchen Sie immer, **im Sitzen** zu essen – nicht auf der Couch, sondern auf einem Stuhl, damit Sie gerade sitzen.
- Versuchen Sie, **gut zu kauen**, jeden Bissen etwa zehnmal. Das bekommt der Verdauung und ist gut für die Zähne. Außerdem isst man dadurch deutlich weniger. Gut kauen ist eines der besten Rezepte gegen Übergewicht.
- Essen Sie nicht nebenbei, sonst verpassen Sie **das natürliche Sättigungsgefühl**. Fernseher und Handy bleiben zu den Mahlzeiten ausgeschaltet.
- Versuchen Sie, **Zwischenmahlzeiten und Snacks** möglichst zu **vermeiden**. Für die Gesundheit ist es viel besser, wenn man nicht kontinuierlich Nahrung zu sich nimmt, sondern sich bei einer Mahlzeit satt isst und anschließend eine **Essenspause** von mehreren Stunden macht. Momentan macht das **Intervallfasten** von sich reden. Das bedeutet, dass man früh zu Abend isst und dann eine Essenspause einlegt (oder spät isst und dafür das Frühstück weglässt). Der Körper sollte Essenspausen von 14–16 Stunden haben, in denen er nicht mit Verdauen beschäftigt ist, sondern regenerieren kann.
- Für den **Schlaf** ist es besser, wenn man drei Stunden vor dem Schlafengehen nichts mehr isst. Mit vollem Magen schläft man schlechter.

Im Stress gelassen bleiben

Entspannung atmen

Wenn es eine Sache gibt, die wir tatsächlich vom – buchstäblich – ersten bis zum letzten Atemzug dabeihaben, immer und überall, nachts im Bett, tagsüber in der Warteschlange im Supermarkt oder an der Bushaltestelle, am Tag vor einer wichtigen Prüfung oder auch während anderer Stressphasen – dann es ist genau das: der Atem.

Der Atem wird in der Regel automatisch gesteuert, genauso wie viele andere Lebensfunktionen wie Herzschlag, Verdauung, Körpertemperatur usw. Im Gegensatz zu all diesen anderen Aufgaben des Körpers können wir den Atem auch bewusst lenken. Das ist gut und wichtig, vor allem, weil uns der Atem mit dem lebenswichtigen Sauerstoff versorgt. Außerdem ist der Atem eng mit dem Nervensystem verbunden. Mit dem Atem kann man direkt Einfluss auf seine strapazierten Nerven nehmen und sich beruhigen (oder, wenn man schlapp ist, sich etwas beleben). Wie das geht, ist auf den nächsten Seiten beschrieben. Hier zunächst einmal ein paar einfache Übungen, die Sie gut zuhause durchführen können.

Basisübungen

Tiefe Einatmung: Nehmen Sie einen tiefen Atemzug, um Sauerstoff aufzunehmen. Sauerstoff versorgt Körper und Geist mit Energie. Tief einzuatmen ist die einfachste Form, Energie zu tanken.

Vollständige Ausatmung: Atmen Sie lange und vollständig aus, um Kohlenmonoxid (also die verbrauchte Luft) abzuatmen. Wer nicht richtig ausatmet, kann auch nicht richtig Sauerstoff aufnehmen. Deshalb ist Ausatmen eigentlich wichtiger als Einatmen.

Atmen mit Ausrufen: Sitzen oder stehen Sie gerade und atmen Sie tief ein. Dann wird die Luft mit drei großen Ausrufen ausgeatmet, z. B. „Ha!“ oder „Pa!“. Das Ganze mehrmals wiederholen.

Atmen mit Zählen: Wenn Sie gestresst sind und in Ihrem Kopf immer die gleichen Gedanken kreisen, Sie einfach nicht abschalten können, dann lassen sich durch das Zählen die Gedanken „binden“. Durch das konzentrierte Zählen hört das quälende Gedankenkreisen auf. Beim Einatmen zählen Sie 1, 2, 3, 4, dann weiterzählen bis 8, ohne zu atmen, beim Ausatmen wieder 1, 2, 3, 4 zählen, dann wieder Pause, ohne zu atmen. Wenn das gut klappt, kann man es beim Ausatmen auch mit Rückwärtszählen versuchen: Einatmen (1, 2, 3, 4), dann Pause (5, 6, 7, 8) und Ausatmen (8, 7, 6, 5), Pause.

Tägliche Rituale und kurze Meditationen

Die folgenden Übungen sind als tägliches Ritual und kurze Meditation gedacht:

Atemzüge zählen: Setzen Sie sich an einen ruhigen Platz. Schalten Sie das Handy auf lautlos. Machen Sie die Augen zu. Versuchen Sie, den Rücken gerade zu halten. Zählen Sie 10 Ein- und Ausatemzüge hintereinander.

Machen Sie eine **Atempause**: Nehmen Sie eine kleine Aus-Zeit vom hektischen Alltag. Ziehen Sie sich an einen ungestörten Platz zurück und schalten das Handy auf lautlos. Setzen Sie sich gerade hin und entspannen Sie bewusst. Dafür die Hände bequem in den Schoß legen. Die Augen für eine oder zwei Minuten schließen. Die Aufmerksamkeit auf den Atem richten und nachspüren, wie die Atemluft in den Körper hineinfließt, bis der Einatem zu Ende ist. Dann eine kleine Pause machen und wieder ausatmen. Und erneut eine Pause. Durch die Nase oder den Mund einatmen, Pause, durch Nase oder Mund wieder ausatmen. Dann eine kleine Pause machen, bevor erneut eingeatmet wird.

Beruhigende Düfte

Der Duft der Vanille wirkt beruhigend auf Geist und Körper. Vanille erinnert an selbstgemachtes Gebäck und Großmutters Küche. Eine ruhige Gelassenheit macht sich breit – einerseits durch die guten Gefühle, die wir mit dem Duft der Vanille verbinden, andererseits durch die Inhaltsstoffe der Vanille, die einen entspannenden, krampflösenden und schmerzstillenden Einfluss haben.

Es gibt teure Kosmetik, die mit Vanilleduft versetzt ist, doch oftmals ist es nur das künstlich nachgebastelte Aroma der echten, heilenden Vanille. Ein selbstgemachtes Körper- oder Massageöl mit den ätherischen Ölen der echten Vanille ist da viel günstiger und enthält alle positiven Wirkstoffe, d. h.: Dieses Öl hilft bei schmerzhaften Verspannungen, Schlafstörungen, Sorgen.

So stellt man das Öl her: 1–2 Vanilleschoten in grobe Stücke schneiden, vorsichtig aufschneiden und das Mark herauslösen. Dann die ganzen Schoten mit dem Mark in eine Flasche mit 100 ml Trägeröl (Mandelöl, Jojobaöl, Aprikosenkernöl) geben, gut verschließen und vier bis sechs Wochen dunkel und bei Zimmertemperatur lagern. Dann wird das Öl durch ein Sieb gegossen. Jetzt können Sie sich mit dem tollen Duft umhüllen oder schmerzende Stellen mit dem Öl einreiben.

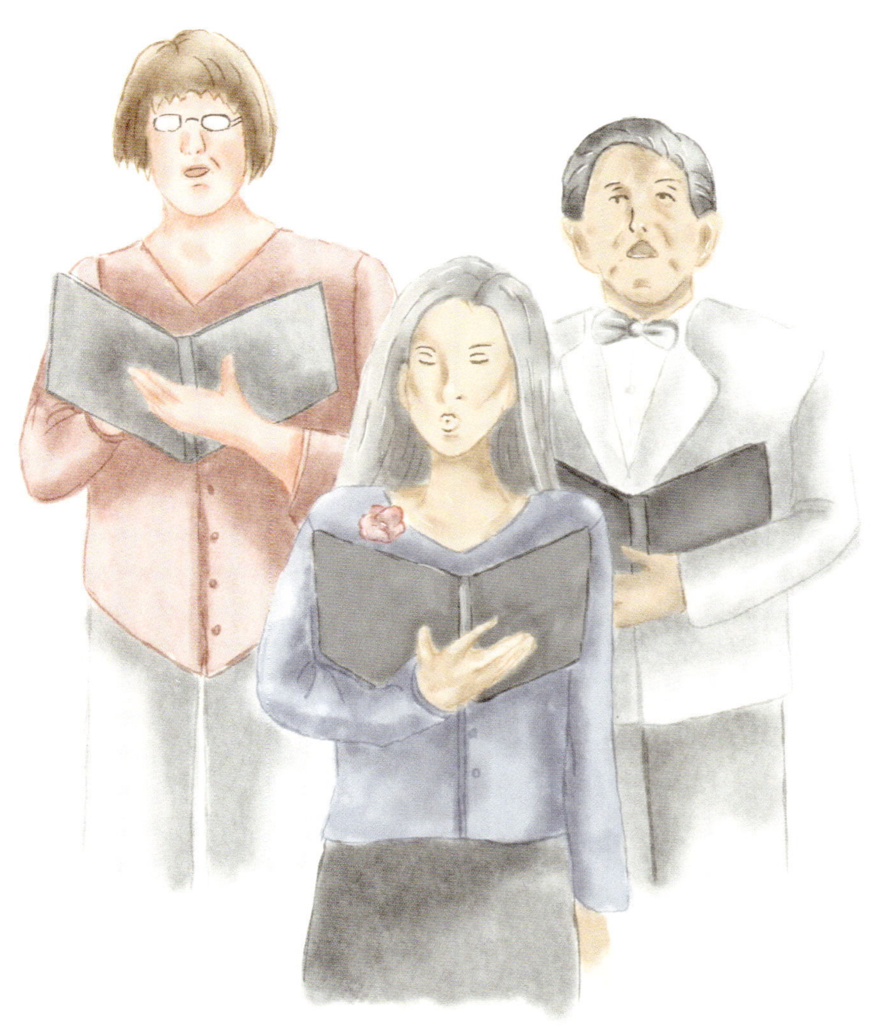

Zusammen geht es besser als allein

„Der größte Schritt ist der Schritt vor die Tür.“ So sagt es ein Sprichwort und verweist auf ein wichtiges Element von Gesundheit: das soziale Miteinander.

Menschen, die Freunde und soziale Kontakte haben, sind glücklicher – und gesünder. Es ist wichtig, Beziehungen zu pflegen und in soziale Kontakte zu investieren, denn die fangen einen auf, wenn es mal Stress gibt, wenn wir krank oder deprimiert sind.

Für all diejenigen, die keine Familie haben oder Single sind, gibt es heute viele Initiativen, um gemeinsam etwas zu unternehmen, so z. B. „**Neu in der Stadt**“ (www.neu-in-der-stadt.de). In dieser Initiative können sich Menschen jedes Alters miteinander vernetzen, gemeinsame Aktivitäten planen, neue Leute kennenlernen oder den Freundeskreis erweitern. Es lohnt sich vorbeizuschauen – auch wenn Sie schon länger an einem Ort wohnen und sich für ihre Freizeit unkompliziert mit anderen zusammentun wollen.

Eine einfache Möglichkeit, in Kontakt mit anderen Menschen zu sein, ist **das gemeinsame Kochen oder Essengehen**. Wann haben Sie zuletzt mit Freunden gekocht? Es gibt auch Projekte, bei denen Fremde miteinander essen, z. B. **Mitesszentrale** oder **Pot-Luck-Dinner**. Diese Idee aus den USA macht Spaß und bringt Abwechslung: Man verabredet sich zu einem gemeinsamen Essen, und jeder bringt ein Gericht mit. Dann werden die Gerichte mit allen geteilt.

Es gibt viele Einrichtungen, die sich über engagierte Helfer und Mitarbeiter freuen. Überall werden **Ehrenamtliche** gesucht, z. B. Grüne Damen oder andere Aufgaben im Krankenhaus, Essensausgabe bei der Tafel, „Ersatzgroßeltern“, Nachhilfe, Vorlesen im Seniorenheim, im Repair-Café alte Elektrogeräte wieder flott machen. Fragen Sie einfach bei der Freiwilligenzentrale bzw. dem Freiwilligenzentrum in Ihrer Stadt nach, welche Hilfe benötigt wird. Adressen finden Sie auch im Internet bei der Bundesarbeitsgemeinschaft der Freiwilligenagenturen (www.bagfa.de). Oder Sie fragen im Tierheim nach, ob dort Ihre Hilfe benötigt wird.

Und schließlich die vielen **Hobbies**: Ob gemeinsam Singen im Chor oder Sporttreiben im Verein – es gibt viele Möglichkeiten, etwas mit anderen zusammen zu unternehmen. Mit einem günstigen Fotoapparat vom Flohmarkt oder auch einfach mit dem Handy kann man tolle Fotos machen. Verabreden Sie sich zur „Fotosafari", treten Sie einem Fotoclub bei.

Schließen Sie sich einer **Wandergruppe** an oder besuchen Sie Tierparks oder Wildgehege, die keinen Eintritt kosten.

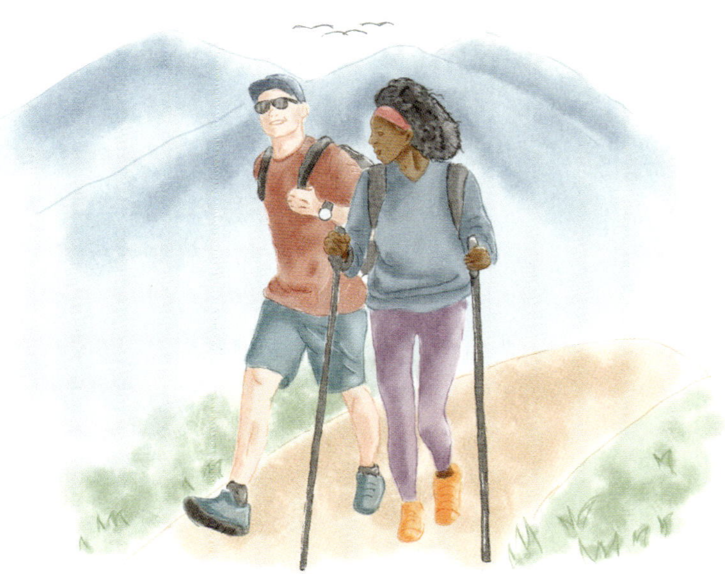

Gemeinsame Werte, Spiritualität und Kultur

Jeder Mensch braucht Halt, Glauben, Werte oder Ideen. Dies ist ein nicht zu unterschätzender Faktor für die Gesundheit. Das geht natürlich nicht ohne das im letzten Kapitel angesprochene soziale Miteinander.

Es gibt heute **spirituelle Kreise und Ansprechpartner** aus den unterschiedlichsten Religionen. Seien Sie einfach ermutigt, diese Angebote, ob es ein Gottesdienst mit einer anschließenden Tasse Kaffee oder ein Achtsamkeits- oder Meditationskreis sind, wahrzunehmen.

Zufriedenheit erwächst aus Dankbarkeit. Doch oft nehmen wir die kleinen Dinge, für die wir dankbar sein können, gar nicht so wahr. Deshalb hilft es, den Blick auf das Gute ein wenig zu trainieren. **Was ist gut gelaufen?** Glück ist auch eine Frage der Betrachtung. Nehmen Sie sich ein paar Minuten Zeit und denken Sie an all das, was heute gut gelaufen ist, was Sie erfreut hat. Dazu, diese Gedanken schriftlich festzuhalten, dient das „**Glückstagebuch**". In ein solches Büchlein schreibt man nur die schönen Dinge, die man erlebt hat: ein gutes Gespräch, eine schöne Musik im Radio, einen spannenden Artikel, eine herzliche Begegnung, einen schönen Sonnenuntergang, ein leckeres Essen. Oder Sie schreiben jeden schönen Moment auf einen kleinen Zettel und legen diesen in ein Einmachglas. Sie werden sich wundern, wie voll es nach ein paar Wochen geworden ist und können die schönen Momente noch einmal bewusst rekapitulieren.

Auch **kulturelle Veranstaltungen**, ein Konzertbesuch, eine Lesung, ein Museumsbesuch können unsere inneren Werte schärfen, uns guttun, auch wenn wir meinen, keine Ahnung von Kunst zu haben. Musik zu hören, Bilder, Skulpturen, etc. zu betrachten und sich zu überlegen, was der Künstler sich gedacht haben mag, kann sehr inspirierend sein und den Blickwinkel verändern.

Manche Museen bieten „Geburtstagskindern“ freien oder günstigeren Eintritt an. Gleiches gilt für einen Theater- oder Konzertbesuch. Man kommt auf andere Gedanken, befasst sich mit anderen Dingen, der kulturelle Genuss erwärmt das Herz. Kostenlose Kulturangebote gibt es fast überall, so z. B. in München: www.eintrittfrei-muenchen.de oder Hamburg: www.kulturlotse.de. Geben Sie in der Suchmaschine einfach den Namen Ihrer Stadt und „Eintritt frei“ ein.

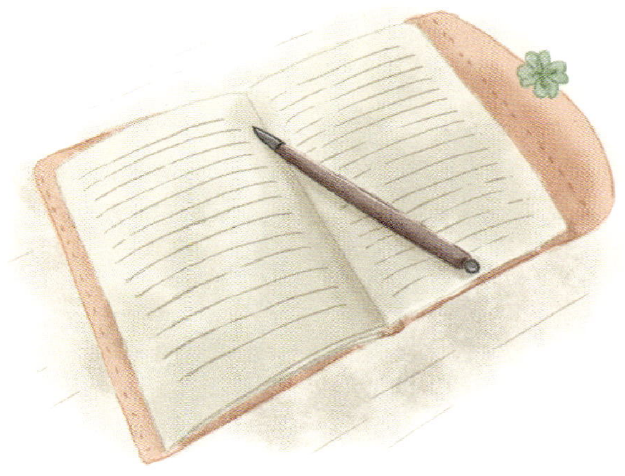

Gesundheit und Wohlbefinden

Am Ende dieses Buches wollen wir Ihnen noch ein paar Gesundheits- und Wellness-Tipps an die Hand geben. Seien Sie gut zu sich! Das Leben ist anstrengend genug!

Naturheilkunde für das Immunsystem

Um gesund zu bleiben, benötigen wir ein stabiles Immunsystem. Die wichtigsten Voraussetzungen, nämlich ausreichend Bewegung, eine natürliche Ernährung und Entspannung, haben wir bereits besprochen. Wer noch einen Schritt weiter gehen möchte, kann naturheilkundliche Maßnahmen einsetzen.

Sauna

Sauna regt den Stoffwechsel an und entgiftet. Außerdem stärkt der Saunabesuch die körpereigene Abwehr. Es gibt öffentliche Schwimmbäder, die auch eine Sauna für wenig Geld haben. Außerdem gibt es nicht selten günstige Angebote, und manche Internetportale bieten Rabatte für Wellnessaufenthalte an. Man muss nur ein bisschen recherchieren.

Halten Sie die Regeln für den Saunabesuch ein, und überfordern Sie sich nicht. Das heißt:

- Beim ersten Durchgang nicht zu lange in der Sauna bleiben.
- Als Einsteiger nicht auf die oberste Bank setzen und nicht zu viele Aufgüsse mitmachen.
- Kühlen Sie sich nach dem Saunagang zunächst mit einer kühlen Dusche oder einem kalten Unterschenkelguss ab und stürzen sich nicht gleich mit einem Sprung ins Kaltwasserbecken.

- Beachten Sie die Ruhepausen zwischen den Saunagängen.
- Ein guter Einstieg ins Saunieren ist auch die Bio-Sauna, sie ist deutlich kreislaufschonender als die finnische Sauna.

Achtung: Bitte besprechen Sie sich mit dem behandelnden Hausarzt, vor allem bei vorliegenden Herz-Kreislauferkrankungen. Auch der Blutdruck sollte noch einmal sicherheitshalber kontrolliert werden.

Wasser

Wasser ist in der Regel für alle verfügbar – und Wasser eignet sich wunderbar zum Abhärten, d. h., mit bestimmten Wasseranwendungen kann sich unser Organismus den wechselnden äußeren klimatischen Bedingungen besser anpassen, die Abwehrkräfte werden gestärkt.

Wie wäre es zum Beispiel mit **Tautreten oder Wassertreten in kaltem Wasser?** Eine schöne Vorstellung: Morgens barfuß durch das kühle und vom Morgentau noch nasse Gras zu laufen – und den Tag auf diese Weise zu beginnen. Beim Tautreten und beim Schneelaufen werden durch den Kaltreiz die körpereigenen Abwehrkräfte gestärkt. Sie sind gute, natürliche Mittel gegen Bluthochdruck, regen die Verdauung an und bringen den ganzen Organismus in Schwung. Tautreten oder Schneelaufen sollte man am besten morgens vor dem Frühstück, nicht länger als ein paar Minuten. Danach die Füße nur abstreifen, nicht abtrocknen und warme Socken anziehen. Gehen Sie ein paar Minuten zügig, damit sich die Füße aufwärmen.

Eine Ergänzung zu allen Wasseranwendungen ist das **Trockenbürsten**. Es fördert die Durchblutung der Haut, die Hautatmung wird verbessert und damit die Ausscheidung über die Haut. Am besten, man bürstet sich morgens noch vor dem Duschen, damit anschließend die alten Hautschüppchen gleich abgespült werden. Verwenden Sie dafür eine Körperbürste aus dem Drogeriemarkt. Gebürstet wird immer von außen nach innen: Beim rechten Fuß beginnen und langsam zunächst außen, später innen, in langen Strichen mit leichtem Druck vom Fuß über den Unterschenkel bis zum Gesäß bürsten. Beim linken Bein wiederholen. Dann wird in Kreisen das Gesäß gebürstet. Anschließend wird der rechte Arm, wieder von der Hand über den Unterarm und den Oberarm zur Schulter gebürstet, das Gleiche mit dem linken Arm. Brust und Nacken werden wieder in kleinen Kreisen gebürstet. Man kann entweder eine Ganzkörperbürstung oder eine Teilbürstung (Oberkörper oder Unterkörper) durchführen

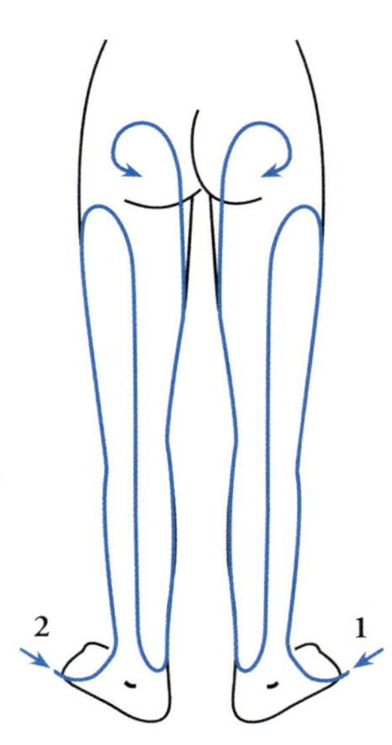

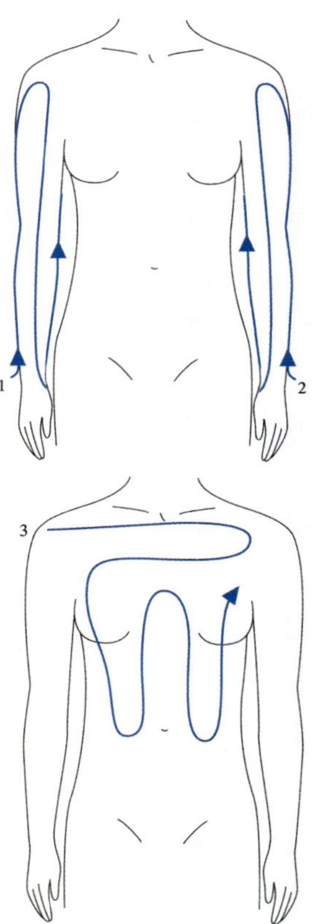

Ein warmes Fußbad ist genau das Richtige, um innerlich abzuschalten, einer Erkältung vorzubeugen und dem Körper durch die mollig warmen Füße die notwendige Bettschwere zu geben. In einen Eimer oder eine große Schüssel körperwarmes Wasser knöchelhoch einlassen und ca. 10–15 Minuten die Füße darin baden. Als Zusatz zum Fußbad eignet sich ein Löffel Natron oder ein Schuss Apfelessig. Natron entsäuert, Apfelessig erfrischt.

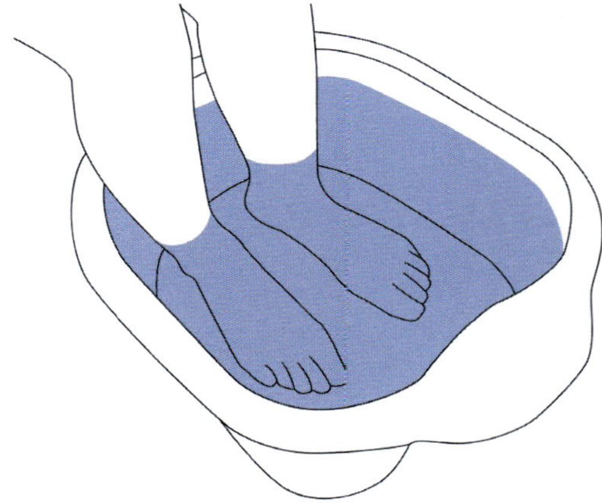

Hausmittel

Das **Ölziehen** ist eine gute Gewohnheit vor allem in den Wintermonaten, da es nicht nur die Mundgesundheit verbessert, sondern auch Erkältungen und Atemwegsinfekten vorbeugt. Das Öl bindet Gift- und Abfallstoffe. Durch die Bewegung im Mund emulgiert es langsam und kann so fettlösliche und später wasserlösliche Substanzen binden. Traditionell wird Sonnenblumenöl verwendet, aber man kann auch ein anderes Öl nehmen.

Morgens auf nüchternen Magen 1 TL bis 1 EL Öl mit geschlossenem Mund für ca. 5–15 Minuten im Mund bewegen und durch die Zähne ziehen. Danach ausspucken und den Mund gut ausspülen.

Heilpflanzen

Die **Hagebutte** ist eine heimische Frucht mit sehr hohem Vitamin-C-Gehalt, die Sie im Herbst selbst ernten können. Aus den getrockneten Hagebuttenschalen oder -kernen lässt sich ein leckerer Tee zubereiten. Sehr gut schmecken darin auch Holunderblüten, die Sie ebenfalls selber sammeln und trocknen können.

Ein Hausmittel zur Vorbeugung von Erkältungen ist der Löffel **schwarze Johannisbeere** mit Honig. Ernten Sie im Sommer reichlich Johannisbeeren und pürieren sie mit maximal einem Drittel der Menge Honig. Frieren Sie sie in kleine Portionen ein, so dass Sie von Oktober bis April jeden Tag davon einen Esslöffel genießen können. Johannisbeeren sind extrem vitamin-, mineral- und ballaststoffhaltig. Sie enthalten u.a. viel Kalium, Magnesium und Zink und versorgen uns mit Energie und Lebenskraft. Genau das richtige für den dunklen Herbst und Winter!

Um den Magen zu stärken, können Sie regelmäßig die sogenannte Rollkur durchführen: Sie bereiten sich dafür vor dem Frühstück eine Tasse Tee: 2 TL **Kamillenblüten** (am besten aus der Apotheke, denn nur dort erhalten Sie die echte Kamille mit der heilenden Wirkung) mit 200 ml kochendem Wasser übergießen und 5–10 Minuten zugedeckt ziehen lassen. Dann legen Sie sich aufs Sofa oder wieder ins Bett und trinken ein Viertel des abgekühlten Tees. Drehen Sie sich nun für fünf Minuten auf die linke Seite. Dann trinken Sie das nächste Viertel und legen sich fünf Minuten auf den Rücken. Dann wieder ein Viertel trinken und fünf Minuten auf den Bauch legen, dann den Rest trinken und fünf Minuten auf die rechte Seite legen.

Durch die unterschiedliche Lagerung – das Rollen – wird die Magenschleimhaut an allen Seiten mit dem entzündungshemmenden, wundheilungsfördernden Tee benetzt. Am besten macht man das auf nüchternen Magen.

Das Wellness-Wochenende für zuhause

Es muss nicht ein teures Hotel sein – man kann es sich auch zuhause gut gehen lassen.

Freitagabend

An diesem ersten Abend ist „Ankommen" und „Abschalten" angesagt. Gönnen Sie sich ein Vollbad und etwas Schönheitspflege, sei es mit einer Gesichtspackung, z. B. aus Quark und Honig, oder einem Peeling, z. B. aus Zucker in Öl. Bereiten Sie eine leichte Gemüsesuppe zu, und lassen Sie sich Zeit beim Essen. Dann ein gutes Buch lesen oder einen Film anschauen – und früh ins Bett.

Samstag

Der Samstag beginnt mit Kaffee oder Tee. Gönnen Sie sich ein Obstfrühstück oder Müsli.

Vormittags einen langen Spaziergang machen oder eine Runde joggen. Pause. Zu Mittag gibt es einen Salat oder eine Suppe, danach dann haben Sie sich ein Mittagsschläfchen verdient. Nachmittags ist vielleicht eine gute Gelegenheit, um ein wenig zu telefonieren, sich mit einer Freundin oder einem Freund zu verabreden, vielleicht für einen Saunabesuch oder, je nach Jahreszeit, einen Ausflug an den Badesee. Auch an diesem Abend gibt es Gemüse, das nicht zu spät genossen wird. Danach etwas Heiteres, einen Film oder ein Buch – und im besten Fall vor 22 Uhr ins Bett.

Sonntag

Der Sonntag kann genutzt werden, um ein wenig „aufzuräumen“: ausmisten, sortieren oder eine Erledigung, die Sie schon lange vor sich her geschoben haben.

Stärken Sie sich gleich am Morgen mit einer Trockenbürstung und anschließend einer Wechseldusche (warmes und kaltes Wasser abwechselnd). Dann gibt es eine Tasse Kaffee oder Tee, ein Obstfrühstück oder Müsli. Gehen Sie an die frische Luft, machen Sie einen Spaziergang oder fahren Sie Rad. Zum Mittagessen gibt es Gemüse, gerne auch ein wenig asiatisch oder indisch angehaucht, die Gewürze wirken wärmend. Nach dem Mittagsschlaf geht es ans Aufräumen, zum Abschalten am Abend vielleicht noch ein warmes Fußbad? Am Ende lassen Sie dieses Wochenende in aller Ruhe mit einer Suppe oder einem anderen leichten Abendessen ausklingen.

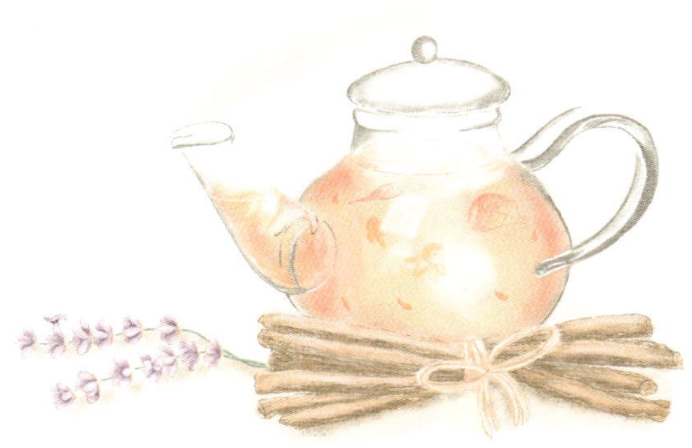

Adressen

Outdoor-Sportanlagen:
www.trimm-dich-pfad.com/standorte

Kostenlose YouTube-Tutorials:
www.youtube.de (Eintrag „bodyweight workout“)

Kostenlos tanzen:
www.berlin-umsonst.de (OpenAir-tanzen)
www.hamburg.de/kostenlos
www.die-mobile-tanzschule.de

Günstig kochen:
www.chefkoch.de (Forum „günstig kochen – günstig leben“)

Günstig essen:
www.werkenntdenbesten.de/imbiss
www.resq-club.com/de

Kostenlose oder günstige Lebensmittel:
www.mundraub.org
www.zugutfuerdietonne.de
www.meinbauernhof.de/ab-hof-verkauf

www.foodsharing.de
www.toogoodtogo.de

Gemeinsam leben:
www.neu-in-der-stadt.de
www.bagfa.de

Kostenlose Kulturangebote:
www.eintrittfreimuenchen.de (München)
www.kulturlotse.de (Hamburg)

Schlusswort

In diesem Ratgeber haben Sie gesehen: Wir können selbst viel für unsere Gesundheit tun. Hierfür braucht es meist nur ein paar kleine Anregungen, pfiffige Tipps und die Motivation zur Selbstfürsorge.

Vielleicht sind Sie jetzt so richtig auf den Geschmack gekommen? Dann machen Sie weiter! Mehr Tipps und Rezepte für Ihre Gesundheit zum Selbermachen und Ausprobieren finden Sie in unseren Ratgebern (www.kvc-verlag.de):

Annette Kerckhoff, Bettina Goderbauer: Das 70+ Kochbuch
Markusine Guthjahr, Annette Kerckhoff: Küchenkräuter
Annette Kerckhoff, Inga Knaub: Wickel, Auflagen, Kompressen
Annette Kerckhoff, Dorothee Schimpf: Die Heilkraft der Gewürze
Michael Elies, Annette Kerckhoff: Naturheilkunde im Büro
Michael Elies, Annette Kerckhoff: Was tun bei Stress
Michael Elies, Annette Kerckhoff: Stark, gelassen, stabil
Michael Elies: Gesund durch das Jahr
Thomas Rampp, Annette Kerckhoff: Wasser, Wickel, Wechseldusche

Ein herzliches Dankeschön geht an Sabine Petersen, Anne Müller und Ruth Müller für Einkaufs- und Spartipps.

Die Autorinnen

Prof. Dr. Annette Kerckhoff, BSc Komplementärmedizin und European Master of Health Promotion ist seit fast drei Jahrzehnten auf die laienverständliche Vermittlung von Gesundheitswissen und Selbsthilfemaßnahmen spezialisiert. Sie hat zahlreiche Ratgeber und Patienteninformationen geschrieben und über die Pionierinnen der Naturheilkunde geforscht. An der DHGS (Deutsche Hochschule für Gesundheit und Sport) baut sie den Studiengang Medizinpädagogik auf.

Katrin Wefelmeier, M.A. arbeitet seit 20 Jahren im KVC Verlag. Sie betreut die Neuauflagen und ist zuständig für Ratgeberrecherchen und Werbematerialien. Für den Instagram-Account des KVC Verlages (www.instagram.com/kvc_verlag) und die kleinen Natur und Medizin-Gesundheitsheftchen fasst sie die besten Selbsthilfetipps praxisnah zusammen.

Ebenfalls aus dieser Buchreihe

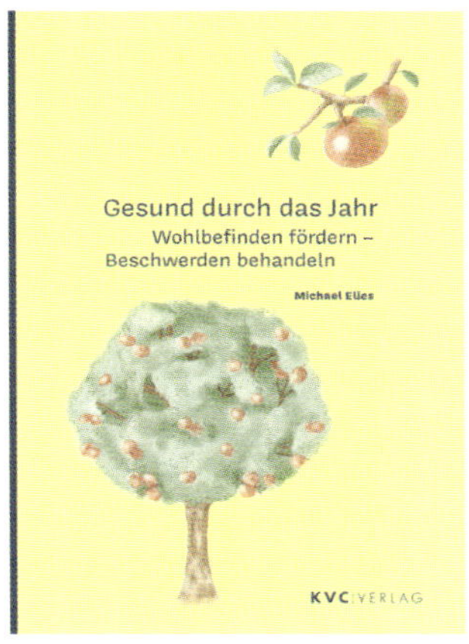

Michael Elies
Gesund durch das Jahr. Wohlbefinden fördern – Beschwerden behandeln
Zahlreiche Tipps und Empfehlungen, um gesund durch alle Jahreszeiten zu kommen

Michael Elies, Annette Kerckhoff
Naturheilkunde im Büro – Mit zahlreichen Tipps für das Home-Office

Thomas Rampp, Annette Kerckhoff
Wasser, Wickel, Wechseldusche – Kneipp für zuhause
Mit Wasseranwendungen die Abwehr stärken, Schmerzen lindern, das Wohlbefinden fördern

Michael Elies
Stark, gelassen, stabil – Naturheilkunde für das Immunsystem
Selbsthilfemaßnahmen für die stabile Abwehr

Natur und Medizin – Eine starke Gemeinschaft

Ob Pflanzenheilkunde, Homöopathie oder Blutegeltherapie – die Komplementärmedizin ist sehr vielseitig. Antworten darauf, welche Therapieverfahren bei welchen Krankheiten helfen, gibt Natur und Medizin. Der Verein und seine Mitglieder unterstützen die Carstens-Stiftung in ihrem Auftrag, die Naturheilkunde und Homöopathie wissenschaftlich zu erforschen. Das Ziel ist eine Integrative Medizin, in der moderne Erkenntnisse und traditionelles Wissen, Hochschulmedizin und Naturheilkunde keine Gegensätze, sondern gleichberechtigte Akteure sind.

Der Auftrag von Natur und Medizin ist es, die Bevölkerung fundiert zu informieren, so dass immer mehr Menschen davon profitieren können. Die Mitgliederzeitschrift Natur und Medizin bietet neben aktuellen Berichten zur Komplementärmedizin auch eine Vielzahl praktischer Selbsthilfetipps. Ein exklusives Ratgeberangebot und Bücher aus dem eigenen Verlag liefern ausführliche Informationen zu bestimmten Krankheiten und deren Therapiemöglichkeiten.

Helfen Sie mit, Naturheilkunde und Homöopathie zu fördern und zu erhalten! Natur und Medizin ist auf Ihre Unterstützung angewiesen: Mit Ihren Mitgliedsbeiträgen, Buchkäufen und Spenden finanziert Natur und Medizin wichtige Forschungsprojekte, bezieht Stellung und berät Patienten unabhängig.
Werden Sie Mitglied, spenden Sie für die Komplementärmedizin, empfehlen Sie uns weiter!

Annette Kerckhoff, Katrin Wefelmeier

Gesundheit für jeden Geldbeutel